2 Schlank & fit

8 Powerwoche

10 Rohkost & Salat

24 Suppen & Eintöpfe

32 Hauptsache Gemüse

46 Fruchtiges & Süsses

54 Power-Drinks & Shakes

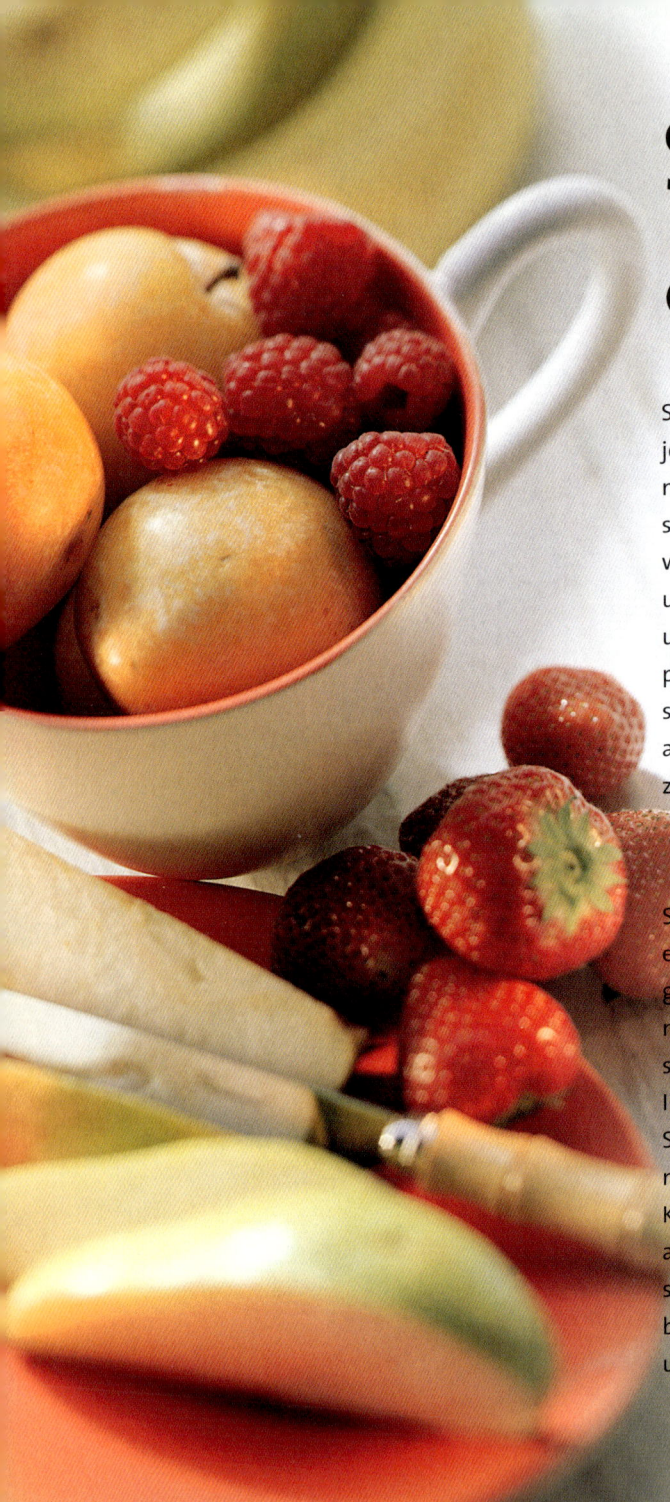

Schlank
gesund und schön
& fit

DER WEG ZUM ZIEL

Schlank, fit, gesund und schön – so möchte jeder sein. Daß gewöhnliche Diäten dabei nicht zum gewünschten Erfolg führen, hat sich längst herumgesprochen. Allein ein bewußt zusammengestellter Speiseplan hilft, und ebenso wichtig sind eine schonende und fettarme Zubereitung. Wer seinem Körper dann noch ausreichend Bewegung verschafft und ihn mit Alkohol und Tabak nicht allzusehr strapaziert, kommt garantiert zum Ziel.

VITAMINE – DIE WUNDER-
MITTEL DER NATUR

Sind Vitamine auch noch so klein – sie sind einfach unverzichtbar und müssen täglich gegessen werden. Die Winzlinge liefern keine Kalorien und dienen auch nicht als Baustoffe, sie sind eher die »Handwerker« in Ihrem Körper. Sie sind an allen wichtigen Stoffwechselvorgängen beteiligt, spielen eine wichtige Rolle bei der Bildung von Zellen, Knochen und Blut und stärken darüber hinaus Ihr Immunsystem. Kurzum: Vitamine sorgen für beste Gesundheit und Ihr Wohlbefinden, jeder Mangel macht Sie schlapp und irgendwann sogar krank.

Kleine Einwanderer

Ihr Körper kann die wichtigen Vitamine nicht selbst herstellen. Er ist auf regelmäßigen Nachschub angewiesen. Volle Vitaminspeicher reichen, je nach Vitamin, nur zwei Wochen bis zu zwei Jahre. Dabei ist entscheidend, ob ein Vitamin in Fett oder in Wasser löslich ist.

Vitamine werden grundsätzlich in zwei Gruppen eingeteilt: in die der fettlöslichen Vitamine A, D, E und K sowie in die der wasserlöslichen, deren bekanntester Vertreter das Vitamin C ist.

Fettlösliche Vitamine kann Ihr Körper speichern, ein Zuviel an wasserlöslichen Vitaminen wird ausgeschieden. Was hier als Plus für die fettlöslichen Vitamine erscheint, kann sich auch ins Negative kehren: ein Zuviel kann wirklich zu viel werden.

Gesunde Winzlinge

Wie wichtig die Winzlinge sind, haben Sie bereits gelesen. Was aber tun? Ganz einfach: abwechslungsreich genießen! Obst und Gemüse, Vollkorngetreide sowie Milch und Milchprodukte liefern ausreichend Vitamine. Bei einseitiger Ernährung – etwa bei vielen Schlankheitsdiäten – ist die Vitaminversorgung mangelhaft. Überdenken Sie Ihre Lebensgewohnheiten. Raucher beispielsweise brauchen eine Extraportion an Vitaminen, gleiches gilt für Schwangere und Stillende, für Sportler und Kranke.

Tagesbedarf lässt sich decken mit

Vitamin	Lebensmittel
A	60 g Möhren oder 340 g Aprikosen
D	250 g Champignons oder 215 g Rotbarsch
E	200 g Schwarzwurzeln oder 21 g Sonnenblumenöl
K	75 g Brokkoli oder 20 g Spinat
B_1	400 g Erbsen oder 125 g Schweineschnitzel
B_2	450 g Seelachs oder 800 g Brokkoli
B_6	175 g Lachs oder 600 g grünen Bohnen
B_{12}	60 g Rindfleisch oder 200 g Joghurt
Niacin	180 g Austernpilzen oder 125 g Leber
Folsäure	200 g Spinat oder 160 g Rosenkohl
Pantothensäure	300 g Champignons oder 380 g Wassermelone
Biotin	100 g grünen Bohnen oder 75 g Fenchel
C	60 g Paprika oder 150 g Orange

Damit Sie gesund und fit bleiben, müssen Sie Vitamine täglich über Speisen und Getränke aufnehmen.

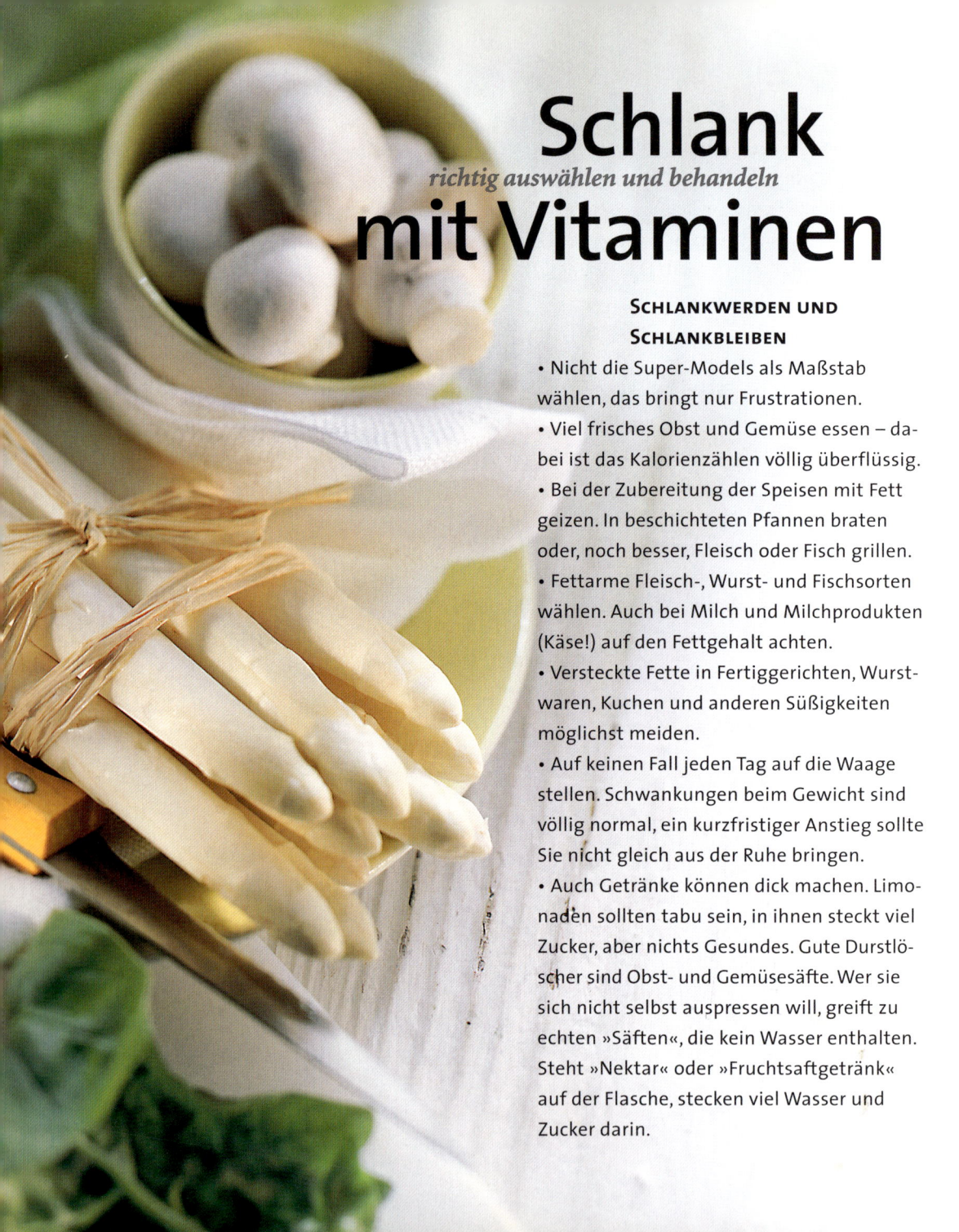

Schlank

richtig auswählen und behandeln

mit Vitaminen

SCHLANKWERDEN UND SCHLANKBLEIBEN

• Nicht die Super-Models als Maßstab wählen, das bringt nur Frustrationen.

• Viel frisches Obst und Gemüse essen – dabei ist das Kalorienzählen völlig überflüssig.

• Bei der Zubereitung der Speisen mit Fett geizen. In beschichteten Pfannen braten oder, noch besser, Fleisch oder Fisch grillen.

• Fettarme Fleisch-, Wurst- und Fischsorten wählen. Auch bei Milch und Milchprodukten (Käse!) auf den Fettgehalt achten.

• Versteckte Fette in Fertiggerichten, Wurstwaren, Kuchen und anderen Süßigkeiten möglichst meiden.

• Auf keinen Fall jeden Tag auf die Waage stellen. Schwankungen beim Gewicht sind völlig normal, ein kurzfristiger Anstieg sollte Sie nicht gleich aus der Ruhe bringen.

• Auch Getränke können dick machen. Limonaden sollten tabu sein, in ihnen steckt viel Zucker, aber nichts Gesundes. Gute Durstlöscher sind Obst- und Gemüsesäfte. Wer sie sich nicht selbst auspressen will, greift zu echten »Säften«, die kein Wasser enthalten. Steht »Nektar« oder »Fruchtsaftgetränk« auf der Flasche, stecken viel Wasser und Zucker darin.

Empfindliche Gesellen

Vitamine wollen eine sanfte Behandlung! Licht, Luft und Wärme setzen ihnen zu und können sie zerstören. Deshalb gilt, besonders für Obst und Gemüse:

* möglichst frisch verwenden,
* kühl und dunkel aufbewahren, wenn überhaupt,
* erst kurz vor dem Kochen vorbereiten,
* nur kurz waschen,
* erst waschen und dann zerkleinern, damit wasserlösliche Vitamine nicht ausgeschwemmt werden,
* möglichst vieles roh genießen,
* fest zugedeckt dämpfen oder im eigenen Saft beziehungsweise in wenig Flüssigkeit dünsten,
* bald nach dem Zubereiten servieren.

Für das schonende Dämpfen lohnt sich die Anschaffung eines Dämpfeinsatzes. Grundsätzlich gilt: Wenig Wasser in einem Topf erhitzen. Das Gemüse in den Dämpfeinsatz legen, dann in den Topf geben und fest zugedeckt bei mittlerer Hitze garen.

Welches Vitamin wird wodurch zerstört?

Vitamin	Ihre grossen Gegner
A	Licht, Luft
D	recht unempfindliches Vitamin
E	Licht, Luft, Hitze
K	recht unempfindliches Vitamin
B_1	Hitze, Wasser
B_2	Licht, Wasser
B_6	Hitze, Kälte, Wasser
B_{12}	Licht, Luft, Wasser
Niacin	Wasser
Folsäure	Hitze, Licht, Wasser (sehr empfindlich)
Pantothensäure	Hitze, Säure, Wasser
Biotin	Wasser
C	Hitze, Licht, Luft, Wasser

Wichtig: Lassen Sie frisch eingekauftes Obst und Gemüse nicht länger als unbedingt nötig unverpackt und ungekühlt stehen.

Vitamine für mehr Wohlbefinden

Vitamin	Gute Quellen
A	grünblättriges Gemüse, gelbe und rote Obst- und Gemüsesorten, Eier, Butter, Leber
D	Leber, Fleisch, Milch, Fisch, Eier, Pilze
E	pflanzliche Fette (besonders Weizenkeim-, Distel- und Sonnenblumenöl), Kohl, Paprika, Spinat, Schwarzwurzeln, Avocados, Getreide, Nüsse, Hülsenfrüchte
K	grünes Gemüse, Getreide, Milch, Fleisch
B_1	Sprossen, Hülsenfrüchte, Getreide (Vollkorn), Kartoffeln, Sonnenblumenkerne, Eigelb, Schweinefleisch, Hefe
B_2	Sprossen, Milch, Getreide (Vollkorn), Fleisch, Fisch
B_6	Kohl, Lauch, Paprika, Soja, Bananen, Getreide (Vollkorn), Kartoffeln, Nüsse, Fleisch, Fisch
B_{12}	Fleisch, milchsaures Gemüse, Milch, Sauermilchprodukte, Eier, Fisch
Niacin	Kartoffeln, Pilze, Hülsenfrüchte, Erbsen, Getreide (Vollkorn), Fleisch, Fisch
Folsäure	Gemüse (Spinat, Spargel, Fenchel, rote Bete), Kartoffeln, Orangensaft, Getreide (Vollkorn), Milch
Pantothensäure	Brokkoli, Pilze, Melonen, Eigelb, Getreide (Vollkorn), Hefe, Leber, Fleisch, Milch, Pilze
Biotin (Vit. H)	Möhren, Erbsen, Sprossen, Spinat, Soja, Eier, Hefe, Nüsse, Haferflocken, Milch, Getreide, Vollkorn, Hülsenfrüchte, Champignons
C	Obst (Zitrusfrüchte, Beeren, Kiwis), Gemüse (Paprika, Kohl, Spinat), Kartoffeln

WICHTIG FÜR	SIGNALE BEI MANGEL	VITAMIN
Augen, Haut, Haare, Zellschutz, Abwehr-kräfte, Schutzfunktion vor Krebs	Nachtblindheit, schuppige Haut, Infektanfälligkeit	A
Knochen und Zähne (wird bei Sonnenein-strahlung in der Haut gebildet)	Wachstumsstörungen, Knochenentkalkung	D
Zellschutz, verhindert Fett-Oxidation, hilft der Leber bei der Entgiftung, Schutzfunk-tion vor Krebs	evtl. Blutarmut, Blässe, Muskelschwäche	E
Blutgerinnung	verlangsamte Blutgerinnung	K
Kohlenhydrat-Stoffwechsel und damit Nervensystem (Anti-Streß-Vitamin), Herz, Muskeln, Gedächtnis	Müdigkeit, Appetitlosigkeit, Mus-kel-, Kreislauf- und Herzschwäche, Krämpfe, Leistungsabfall	B_1
gesamter Stoffwechsel, Wachstum, Abwehrkräfte	Risse an Lippen und Mundwinkeln, spröde Haut, Vitalitätsverlust	B_2
Eiweißstoffwechsel; Wachstum, Haut, Haare, Nerven, Blutbildung	Müdigkeit, Blutarmut, Hautverän-derungen, Appetitlosigkeit	B_6
Zellaufbau und Zellschutz, Abwehrkräfte, Blutbildung, Bindegewebe, Wachstum	Blutarmut, Müdigkeit, Infektan-fälligkeit	B_{12}
Energieumsatz, Haut, Herz, Nerven, Wachstum	Übelkeit, Durchfall, Depressionen	*Niacin*
Zellteilung, Blutbildung, Schutz vor Herzinfarkt	Blutarmut, Müdigkeit, Infekt-anfälligkeit	*Folsäure*
Stoffwechsel, Knochen, Haut und Haare, Hormonbildung	Hautschäden, glanzlose Haare, Nervosität, Infektanfälligkeit	*Pantothen-säure*
Zellstoffwechsel, Blutzellen, Nerven, Haut, Haare	Müdigkeit, Appetitlosigkeit, Haarausfall, Hautveränderungen	*Biotin (Vit. H)*
Immunsystem, Eisenaufnahme, Blutbildung, Zellaufbau	Infektionsanfälligkeit, Müdigkeit, verzögerte Wundheilung, Wachs-tumsstörungen, Leistungsabfall	C

Power-

vitaminreich und kalorienarm genießen

woche

SCHLANK & FIT

Sie fühlen sich schlapp und müde – und Sie
möchten zugleich einige Pfunde loswerden?
Kochen und genießen Sie sieben Tage lang
die Rezepte unserer Powerwoche – der
Erfolg läßt nicht lange auf sich warten.

DER WOCHENPLAN

Für jeden Tag der Woche machen wir Ihnen
Vorschläge für Mittag- und Abendessen, die
Sie natürlich austauschen können. Damit
der Start in den Tag bestens gelingt, berei-
ten Sie sich nach dem Duschen ein leckeres
Müsli aus Vollkornflocken oder geschrote-
tem Getreide zu, ergänzt durch frische
Früchte und mageren Quark oder Joghurt.
Süßmäulchen geben etwas (!) Honig oder
Apfeldicksaft hinzu. Müsli-Muffel bestrei-
chen eine Scheibe Vollkornbrot mit Mager-
quark und krönen dies mit etwas fettarmem
Käse. Zwischen den Mahlzeiten sind rohes
Obst und Gemüse in nahezu unbegrenzter
Menge erlaubt, und den Durst löschen Sie
am besten mit Früchte- und Kräutertee so-
wie mit Mineralwasser, dem Sie mit einem
Schuß gutem Fruchtsaft Geschmack und Vi-
tamine hinzufügen.

FÜR BERUFSTÄTIGE

Wenn Sie nicht zweimal am Tag kochen können, wählen Sie eines der Gerichte aus und
bereiten es am Abend zu. Für die Mittags-
pause nehmen Sie sich frisches Obst und Joghurt oder Quark (magere, zuckerfreie oder
zumindest zuckerarme Sorten) mit, eventuell auch Instantbrühe, aus der mit heißem
Wasser rasch eine wärmende Suppe ent-
steht. Meldet sich zwischendurch der Hun-
ger, beißen Sie in einen Apfel, knabbern etwas rohes Gemüse oder gönnen sich auch
einmal ein Vollkornbrötchen oder einige
Vollkornkekse. Suchen Sie sich in einer Nähr-
werttabelle Ihre ganz speziellen kalorienar-
men, vitaminreichen Zwischengerichte aus.

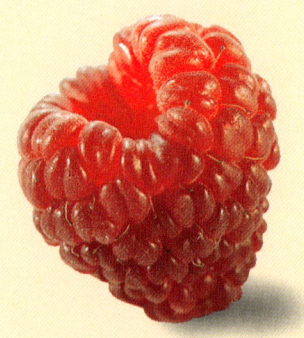

WOCHENPLAN

Montag

* Frühstück aus Müsli mit frischen Früchten oder Vollkornbrot
* Gemüse-Kräuter-Salat mit Apfelessig-Dressing; dazu ein Vollkornbrötchen
* Leichte Tortilla mit Paprika und Lauch ✱ Ananas-Dattel-Salat

Dienstag

* Frühstück aus Vollkornbrot; dazu Heidelbeer-Bananen-Milch
* Curry-Ingwer-Gemüse; dazu Vollkornreis
* Blumenkohl-Brokkoli-Salat mit Muskatschaum

Mittwoch

* Frühstück aus Müsli mit frischen Früchten oder Vollkornbrot
* Indonesische Gemüsesuppe ✱ Eisiger Ananas-Mandel-Shake
* Fruchtige Möhrenrohkost ✱ Dinkelpuffer mit Radieschen

Donnerstag

* Frühstück aus Vollkornbrot; dazu Himbeer-Erdbeer-Shake
* Spinatsalat mit Orangen; dazu Vollkornbaguette
* Rüben-Puten-Frikassee; dazu Naturreis

Freitag

* Frühstück aus Müsli mit frischen Früchten oder Vollkornbrot
* Gebratenes Thai-Gemüse; dazu Reisnudeln
* Zucchini-Tomaten-Salat; dazu Roggenbaguette ✱ Teegelee mit Trauben

Samstag

* Frühstück aus Vollkornbrot; dazu Tomaten-Möhren-Joghurt
* Exotischer Sprossensalat; dazu Vollkornbrot oder -brötchen
* Linguine mit roher Tomatensauce ✱ Zitrusfrüchteteller

Sonntag

* Frühstück aus Obstsalat, ein Vollkornbrötchen mit magerem Käse und ein Ei
* Roher Spargelsalat mit fein-würziger Tomatenvinaigrette ✱ Erdbeer-Kiwi-Salat
* Leichte Minestrone; dazu Vollkornbrot oder -brötchen

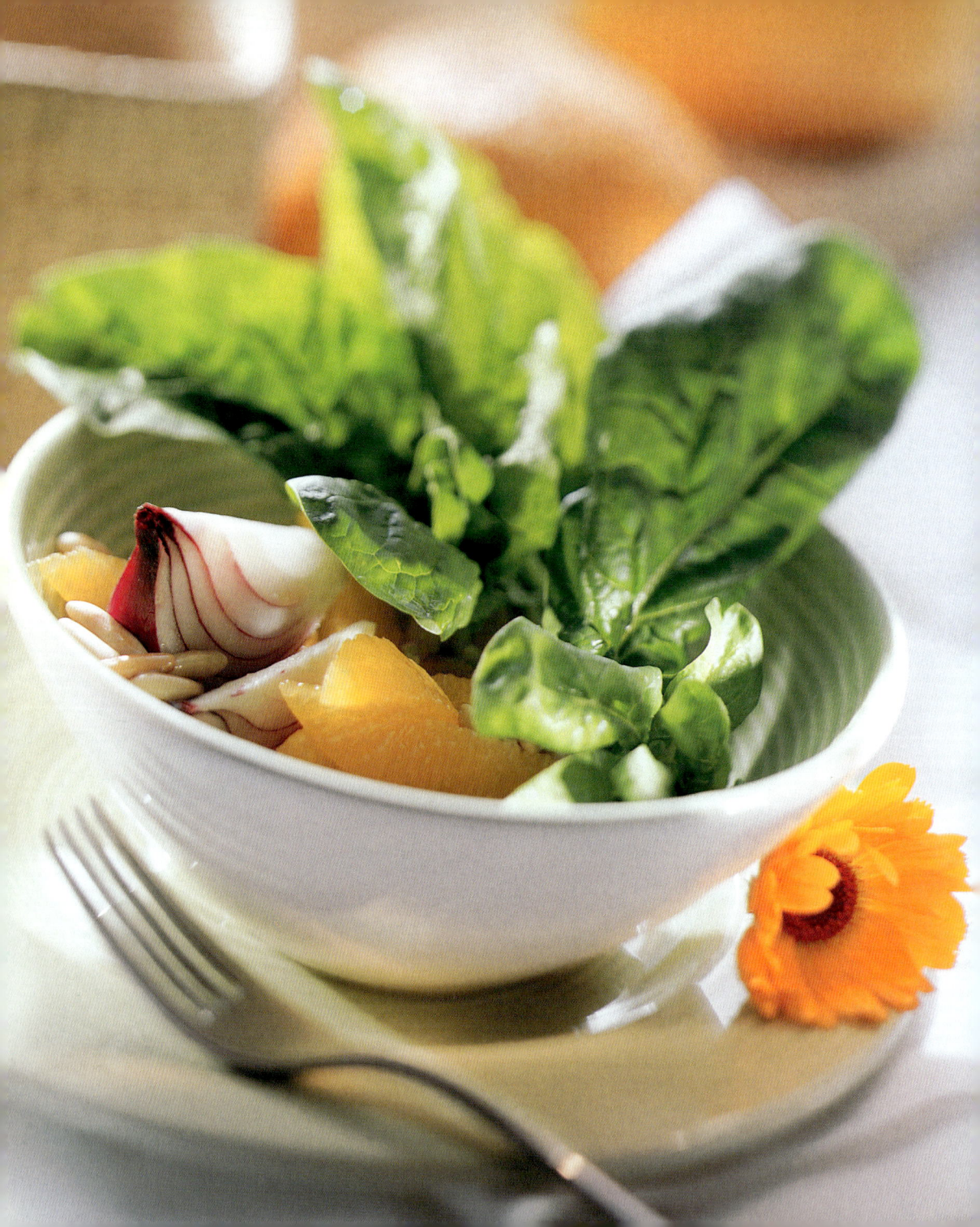

Spinat-

mit gerösteten

salat mit

Pinienkernen

Orangen

ZUTATEN FÜR 2 PERSONEN: • 2 ORANGEN • 70 g BLATTSPINAT • 1 ROTE ZWIEBEL • 1–2 EL ROTWEINESSIG

• SALZ • SCHWARZER PFEFFER • 3 EL OLIVENÖL • 1 EL PINIENKERNE (GERÖSTET)

Die Orangen schälen und filetieren. Den Spinat

waschen und verlesen, grobe Stiele abzwicken. Die

Zwiebel schälen, halbieren und in feine Streifen schneiden.

Den Essig mit Salz, Pfeffer und dem Öl verquirlen. Orangen, Spinat und die

Zwiebeln darin wenden. Mit Pinienkernen bestreuen.

power

PRO PORTION: 195 Kcal • 3 g EW • 14 g F • 16 g KH

Exotischer
mit Cashewkernen und Ingwer
Sprossensalat

Die Cashewkerne grob hacken und in einer beschichteten Pfanne ohne Fettzugabe goldbraun rösten. Aus der Pfanne nehmen.

ZUTATEN FÜR 2 PERSONEN:
2 EL CASHEWKERNE
20 g FRISCHER INGWER
30 g SCHALOTTEN
2 EL SHERRYESSIG
SALZ, WEISSER PFEFFER
3 EL DISTELÖL
1 EL SESAMÖL
1 KLEINE MÖHRE
1/2 KLEINER RETTICH
60 g SALATGURKE
100 g GEMISCHTE SPROSSEN

Den Ingwer und die Schalotten schälen und sehr fein hacken. Beides mit dem Essig, Salz und Pfeffer verquirlen, dann beide Ölsorten kräftig unterschlagen. Das Dressing pikant abschmecken.

Die Möhre, den Rettich und die Gurke putzen und schälen, anschließend grob raspeln. Die Sprossen in einem Sieb kurz abbrausen, gut abtropfen lassen und zerzupfen. Mit dem geraspelten Gemüse mischen und in der Marinade wenden, auf zwei Teller geben. Den Sprossensalat mit den gerösteten Cashewkernen bestreut sofort servieren.

Sprossen

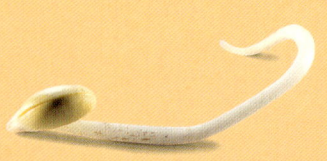

Wer auf seiner Fensterbank eine kleine Sprossenzucht einrichtet, kann sich jederzeit ganz nebenbei mit wertvollen Vitaminen versorgen. In den frischen Sprossen stecken reichlich Beta-Carotine, die Vitamine E und K sowie verschiedene B-Vitamine, unter anderem das eher selten vorkommende Vitamin B_{12}.

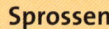

power

PRO PORTION:
244 Kcal
4 g EW • 22 g F
9 g KH

Blumenkohl-

mit Muskatschaum

Brokkoli-Salat

Die Mandelblättchen in einer trockenen Pfanne goldbraun rösten, wieder herausnehmen. Den Blumenkohl und den Brokkoli waschen und putzen, in mundgerechte Röschen zerteilen. Die Brokkolistiele schälen und kleinschneiden. Das Gemüse in einen Dämpfeinsatz geben.

In einem Topf den Fond aufkochen lassen. Den Dämpfeinsatz hineinstellen, den Topf fest zudecken und das Gemüse bei schwacher Hitze gut 5 Minuten dämpfen.

Das Eigelb in einer Schüssel mit dem Zitronensaft, Muskat, Salz und Pfeffer verquirlen. Die Schüssel auf einen Topf mit leicht köchelndem Wasser stellen und die Zutaten verrühren. Dann unter ständigem Rühren nach und nach den heißen Geflügelfond unterschlagen, bis eine dicklich-schaumige Sauce entstanden ist. Vom Wasserbad nehmen.

Die Petersilie waschen, abtrocknen und hacken, unter die Sauce mischen.

Die Sauce abschmecken und über den Blumenkohl-Brokkoli-Salat träufeln. Mit Mandelblättchen bestreut sofort servieren.

ZUTATEN FÜR 2 PERSONEN:
1 EL MANDELBLÄTTCHEN
250 g BLUMENKOHL
200 g BROKKOLI
100 ml GEFLÜGELFOND
(AUS DEM GLAS)
1 KLEINES EIGELB
1–2 TL ZITRONENSAFT
FRISCH GERIEBENE MUSKATNUSS
SALZ
SCHWARZER PFEFFER
1 ZWEIG PETERSILIE

power

PRO PORTION: 189 Kcal • 11 g EW • 10 g F • 17 g KH

Zucchini-

mit gefüllten Zucchiniblüten

Tomaten-Salat

Den Backofen auf 175° vorheizen. Die Zucchiniblüten gründlich ausschütteln, dann vorsichtig die Blütenstempel aus der Mitte herauszwicken. 1 Schalotte schälen und sehr fein würfeln. Die Möhre schälen und raspeln.

ZUTATEN FÜR 2 PERSONEN:
2 ZUCCHINIBLÜTEN (MIT KLEINEN ZUCCHINI DARAN)
3 KLEINE SCHALOTTEN
1 KLEINE MÖHRE
1 TL OLIVENÖL
70 g RICOTTA
SALZ
SCHWARZER PFEFFER
1/2 TL SENF
1 EL WEISSWEINESSIG
2–3 EL KALTGEPRESSTES OLIVENÖL
150 g KLEINE ZUCCHINI
3 KLEINE FESTE TOMATEN

Das Olivenöl in einer kleinen beschichteten Pfanne erhitzen, die Schalottenwürfel und die Möhrenraspel darin bei schwacher Hitze einige Minuten garen. In einer Schüssel die Ricotta mit der Schalotten-Möhren-Mischung verrühren, mit Salz und Pfeffer nicht zu kräftig abschmecken. Mit Hilfe eines Teelöffels vorsichtig in die Zucchiniblüten füllen, die Blütenblätter vorsichtig über der Füllung zusammendrehen. Die Blüten in eine Gratinform legen und im Ofen (Mitte) etwa 10 Minuten garen. Zwischendurch einmal wenden.

Inzwischen für das Dressing die restlichen Schalotten schälen und würfeln, mit Salz, Pfeffer, Senf und dem Essig verquirlen, dann das Öl unterschlagen. Würzig abschmecken.

Die Zucchini waschen und putzen. Die Tomaten waschen und von den Stielansätzen befreien. Beides in dünne Scheiben schneiden und auf zwei Tellern arrangieren. Mit dem Dressing beträufeln, die gefüllten Zucchiniblüten darauflegen und den Salat sofort servieren.

power

PRO PORTION: 225 Kcal • 7 g EW • 18 g F • 9 g KH

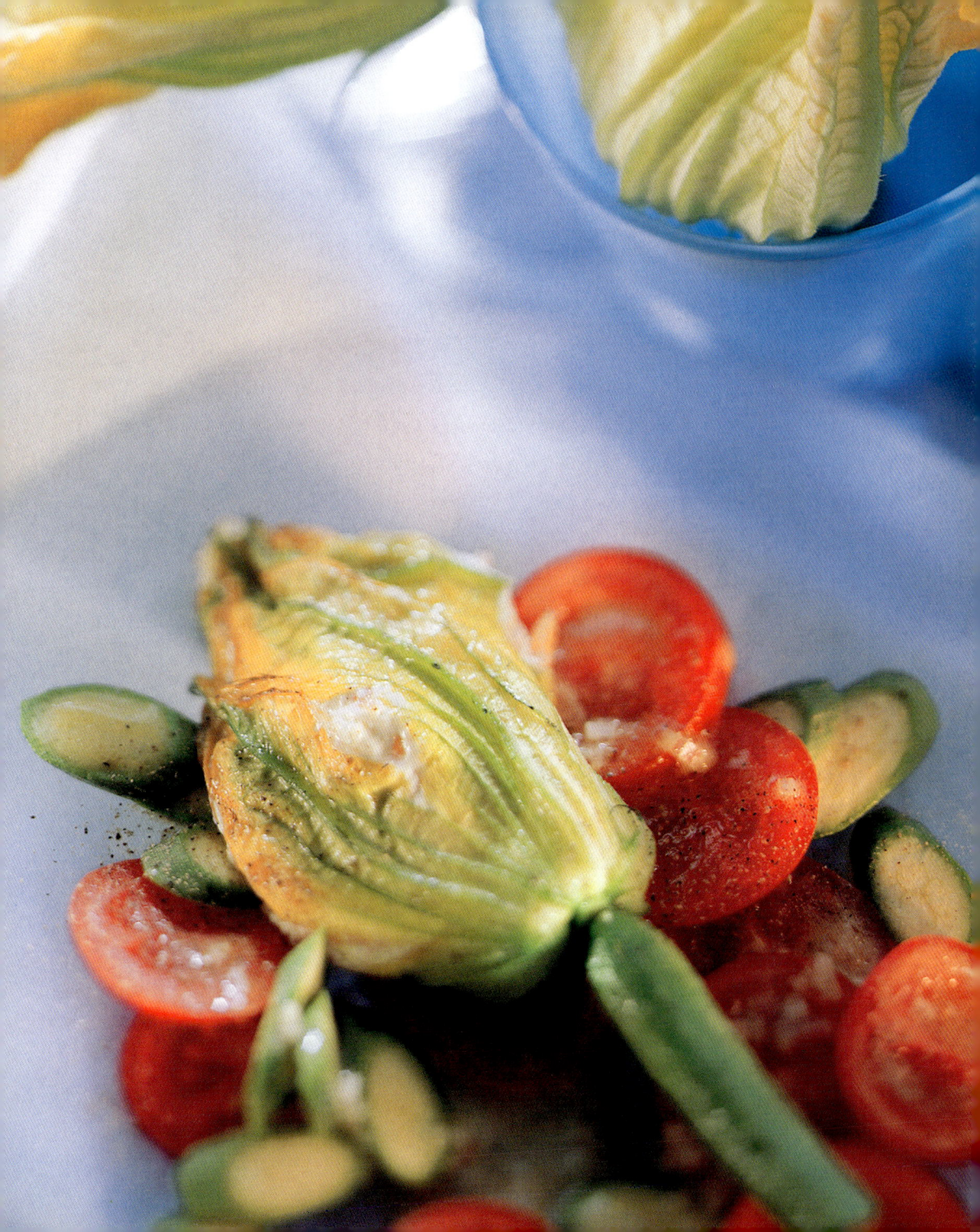

Gemüse-
mit Apfelessig-Dressing
Kräuter-Salat

Den Apfelessig mit Salz und Pfeffer kräftig verrühren, dann beide Ölsorten gründlich unterschlagen. Das Dressing pikant abschmecken.

Zutaten für 2 Personen:
2 EL Apfelessig
Salz
weisser Pfeffer
2 EL kaltgepresstes Öl
1 EL Walnussöl
1 kleiner Kohlrabi
10 Radieschen
100 g junge Möhren
75 g Salatgurke
2 zarte Frühlingszwiebeln
1 EL Walnusskerne
1/2 Bund glatte Petersilie
1/2 Bund Basilikum

Den Kohlrabi schälen, die Radieschen putzen und waschen. Jeweils etwas zartes Blattgrün beiseite legen. Die Möhren waschen, putzen und schälen. Die Gurke waschen oder schälen. Alles in 1/2–1 cm große Würfel oder in dünne Scheiben schneiden.

Die Frühlingszwiebeln waschen, putzen und in feine schräge Ringe schneiden. Die Walnußkerne hacken.

Das beiseite gelegte Blattgrün, die Petersilie und das Basilikum waschen, trockenschütteln und ebenfalls hacken.

Alle vorbereiteten Zutaten vorsichtig in dem Dressing wenden und den Salat noch einmal mit Salz und Pfeffer abschmecken.

Gut vorzubereiten

Sie können den Salat gut 1 oder 2 Stunden im voraus zubereiten und durchziehen lassen. Wichtig: Die Schüssel mit Klarsichtfolie fest zudecken und den Salat bis zum Servieren in den Kühlschrank stellen, damit der Vitaminverlust gering bleibt.

Pro Portion:

271 Kcal

11 g EW • 14 g F

26 g KH

power

Krautsalat mit

liefert besonders viel Folsäure

roten Zwiebeln

Die Zwiebel schälen und klein würfeln, mit dem Essig, Salz und Pfeffer verquirlen.

Die Kresse, den Thymian und den Majoran waschen, die Kresse abschneiden und den

Thymian sowie den Majoran von den Stielen streifen. Die Kräuter zur Essigmarinade geben, dann beide Ölsorten kräftig unterschlagen.

Den Spitzkohl putzen, waschen und grob raspeln. Roh verwenden oder, nach Belieben, in wenig kochendem Salzwasser 3–4 Minuten garen. Gut abtropfen lassen, dann in die Marinade geben. Gründlich darin wenden und zugedeckt etwa 30 Minuten marinieren.

Die Birne waschen, abreiben und vierteln, die Kerngehäuse herausschneiden. Die Viertel quer in Spalten schneiden und vorsichtig in dem Zitronensaft wenden, zusammen mit dem Krautsalat anrichten und servieren.

ZUTATEN FÜR 2 PERSONEN:

1 ROTE ZWIEBEL
1 EL APFELESSIG
1 EL WEISSWEINESSIG
SALZ
SCHWARZER PFEFFER
1/2 KÄSTCHEN KRESSE
1–2 ZWEIGE THYMIAN
1/2–1 TL MAJORANBLÄTTCHEN
2 EL SONNENBLUMENÖL
1 EL KÜRBISKERNÖL
300 g SPITZKOHL
1 BIRNE
1 EL ZITRONENSAFT

Spitzkohl

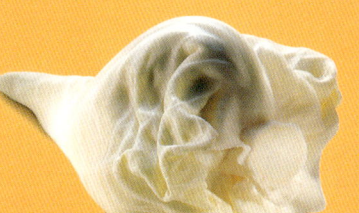

Ebenso wie sein etwas derberer Bruder, der Weißkohl, ist Spitzkohl eine gute Quelle für das Mangelvitamin Folsäure, das besonders vor und während einer Schwangerschaft von großer Bedeutung ist. Aber auch andere B-Vitamine sowie Carotin stecken in dem Kraut. Am besten bleiben sie natürlich erhalten, wenn Sie den Spitzkohl roh verarbeiten.

power

PRO PORTION:

246 Kcal

4 g EW • 13 g F

30 g KH

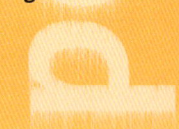

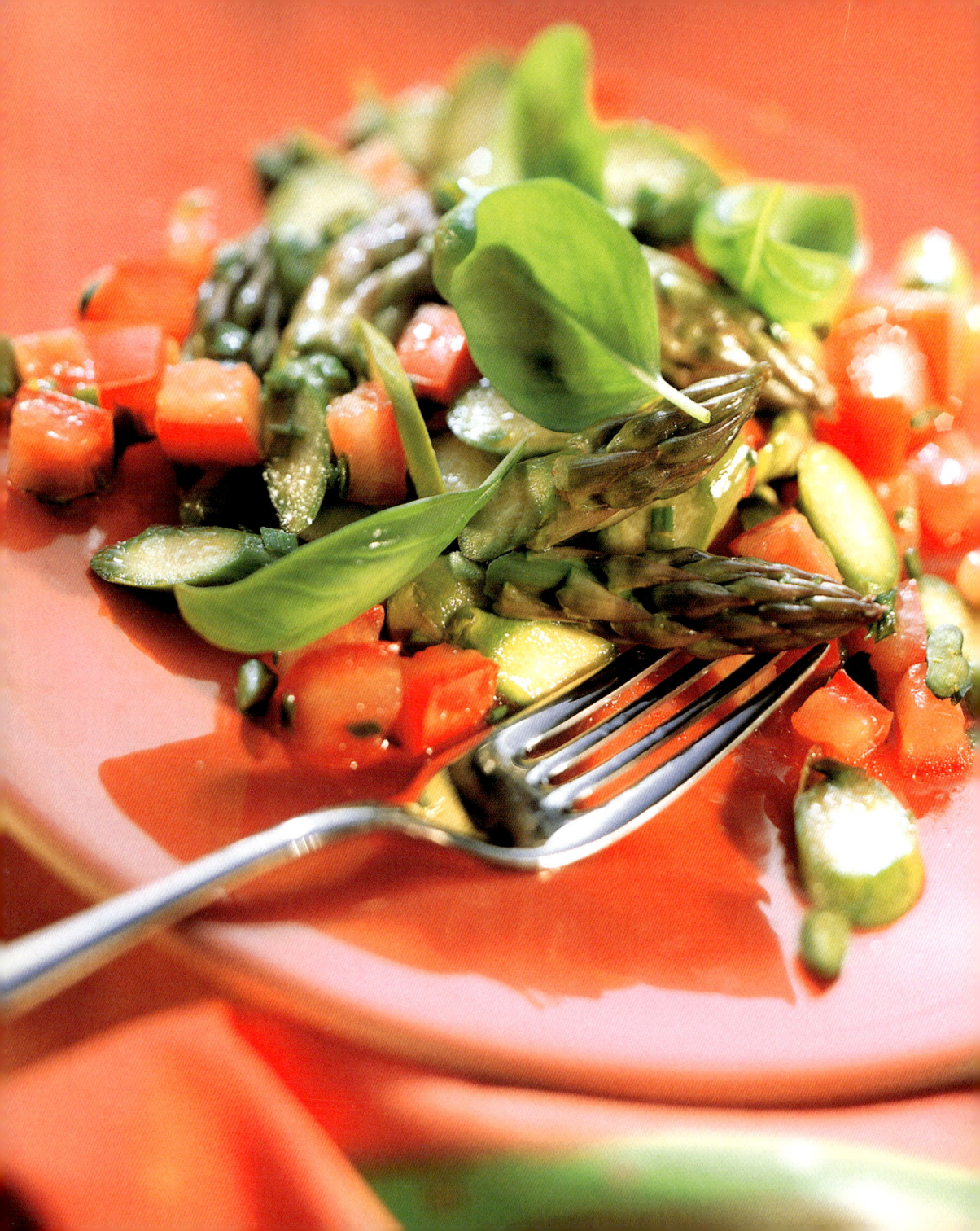

Roher
mit fein-würziger Tomatenvinaigrette
Spargelsalat

Die Tomate waschen und von den Stielansätzen befreien, achteln, entkernen und fein würfeln. Den Schnittlauch kurz waschen, gründlich trockenschütteln und in feine Röllchen schneiden.

Den Apfeldicksaft mit dem Apfelessig, Salz und Pfeffer verrühren, dann beide Ölsorten gründlich darunterschlagen. Die Tomaten und den Schnittlauch vorsichtig untermischen.

Den Spargel waschen, putzen und im unteren Drittel schälen. In schräge, sehr dünne Scheiben schneiden und diese sofort in dem Dressing wenden, auf Tellern anrichten.

Das Basilikum waschen, trockenschütteln und die Blättchen von den Stielen zupfen. Die Pistazienkerne grob hacken. Die Basilikumblättchen zusammen mit den Pistazienkernen über den Salat streuen und diesen sofort servieren.

ZUTATEN FÜR 2 PERSONEN:

1 FESTE TOMATE

1/2 BUND SCHNITTLAUCH

2 TL APFELDICKSAFT

1 EL APFELESSIG

SALZ, WEISSER PFEFFER

1 1/2 EL NEUTRALES ÖL

2 EL PISTAZIENÖL

300 g GRÜNER SPARGEL

KLEINBLÄTTRIGES BASILIKUM

2 EL PISTAZIENKERNE

Spargel

Das Edelgemüse ist kalorienarm – nur etwa 18 Kalorien je 100 Gramm – dafür reich an Vitaminen A, C, B_1 und B_2. Mineralien wie Calcium, Phosphor, Kalium, Eisen und Jod machen die Stangen zur gesunden Fitneßkost. Die enthaltene Asparaginsäure regt zudem die Nierentätigkeit an und entwässert. Übrigens: Grüner Spargel ist vitaminreicher als weißer.

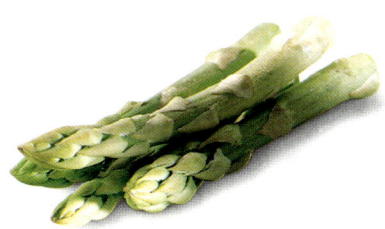

PRO PORTION:

248 Kcal

4 g EW • 23 g F

6 g KH

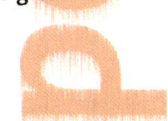

Fruchtige
mit Grapefruit und Apfeldicksaft
Möhrenrohkost

ZUTATEN FÜR 2 PERSONEN: • 1 GRAPEFRUIT • 2 EL KÜRBISKERNÖL • 1 EL APFELESSIG • 2 TL APFELDICKSAFT • SALZ • SCHWARZER PFEFFER • 200 g MÖHREN • 2 EL KÜRBISKERNE

Die Grapefruit sorgfältig schälen und filetieren, abtropfenden Saft dabei auffangen. Den Saft mit dem Öl, Essig und dem Apfeldicksaft glattrühren, mit Salz und Pfeffer abschmecken. Die Möhren schälen, putzen und grob raspeln. In dem Dressing wenden und mit den Grapefruit-filets anrichten, die Kürbiskerne darüber streuen.

power

PRO PORTION: 196 Kcal • 6 g EW • 14 g F • 13 g KH

Rote-Bete-
Kraftspender im Winter
Salat

ZUTATEN FÜR 2 PERSONEN: • 4 KLEINE ROTE BETE • 1/2 BUND GLATTE PETERSILIE • 1 TL SENF • 1 1/2 EL WEISSWEIN-ESSIG • SALZ • SCHWARZER PFEFFER • 3 EL OLIVENÖL • 2 EL MANDELBLÄTTCHEN (GERÖSTET)

Rote Bete gründlich waschen und abbürsten. Ungeschält in kochendem Wasser in etwa 30 Mi-nuten garen. Die Petersilie waschen, trockenschütteln und hacken, mit Senf, Essig, Salz und Pfef-fer verquirlen, das Öl unterschlagen. Die Rote Bete schälen, in Scheiben und dann in breite Strei-fen schneiden, in dem Dressing wenden und mit Mandeln bestreut servieren.

power

PRO PORTION: 190 Kcal • 3 g EW • 16 g F • 9 g KH

Rosenkohlsalat

würzig-scharf durch Meerrettich

mit Birnen

Den Rosenkohl waschen und putzen. Einen Großteil der Blättchen vorsichtig ablösen, bei den verbleibenden Röschen die Strünke über Kreuz einschneiden.

In einem Topf die Brühe aufkochen lassen. Die Rosenkohlröschen in einen Dämpfeinsatz geben, diesen in den Topf stellen und die Röschen fest zugedeckt etwa 5 Minuten dämpfen. Die Rosenkohlblätter dazugeben, alles zusammen dann noch 1–2 Minuten dämpfen.

Die Birne schälen und auf einer Haushaltsreibe ohne das Kerngehäuse grob raspeln. In eine Schüssel geben und darin sofort mit dem Zitronensaft, der Crème fraîche und etwas Gemüsefond aus dem Topf verrühren. Die Sahne steif schlagen und vorsichtig unterheben, das Dressing mit Meerrettich, Salz und Pfeffer abschmecken.

Das Roastbeef in breite Streifen schneiden, zusammen mit dem Rosenkohl anrichten und mit dem Dressing beträufeln.

ZUTATEN FÜR 2 PERSONEN:
250 g zarte Rosenkohlröschen
100 ml Gemüsefond (aus dem Glas)
1 kleine Birne
1 EL Zitronensaft
2 EL Crème fraîche
40 g Sahne
2 TL geriebener Meerrettich
schwarzer Pfeffer
50 g Roastbeef in dünnen Scheiben

power

PRO PORTION: 252 Kcal • 11 g EW • 14 g F • 24 g KH

Vitaminreicher
Rohkostteller
mit Radieschenvinaigrette

ZUTATEN FÜR 2 PERSONEN:

100 g MÖHREN
1 KLEINES STÜCK RETTICH
1 KLEINER ZUCCHINO
1 TOMATE
1 ZARTE FRÜHLINGSZWIEBEL
6 RADIESCHEN
1 EL ZITRONENSAFT
2 TL APFELDICKSAFT
1 1/2 EL APFELESSIG
2 EL NEUTRALES ÖL
2 EL OLIVENÖL
SALZ, SCHWARZER PFEFFER
1 EL SONNENBLUMENKERNE

Die Möhren, den Rettich und den Zucchino waschen, schälen und grob raspeln oder in dünne Scheiben schneiden. Die Tomate waschen und ohne den Stielansatz in Spalten schneiden. Die Frühlingszwiebel waschen, putzen und in feine Ringe schneiden.

Die Radieschen waschen und putzen. Ein wenig zartes Radieschengrün hacken, die Hälfte der Radieschen in Scheiben schneiden, die restlichen grob raspeln.

Das gehackte Radieschengrün mit dem Zitronensaft, dem Apfeldicksaft und dem Apfelessig verrühren, die beiden Ölsorten unterschlagen. Die Radieschenraspel untermischen, dann das Dressing mit Salz und Pfeffer abschmecken.

Die übrigen vorbereiteten Zutaten zusammen auf einer Platte oder auf zwei Tellern anrichten. Die Radieschenvinaigrette gleichmäßig darüber träufeln und die Sonnenblumenkerne darauf streuen.

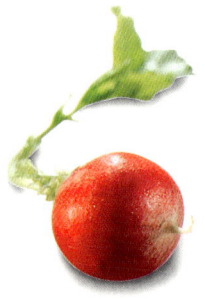

Radieschen und Rettich

Die verwandten Gemüsesorten liefern reichlich Vitamin C, kombiniert mit weiteren wertvollen Stoffen. Da beide zumeist roh gegessen werden, können Sie bestens von den Fitmachern profitieren.

PRO PORTION:

300 Kcal

9 g EW • 19 g F

23 g KH

power

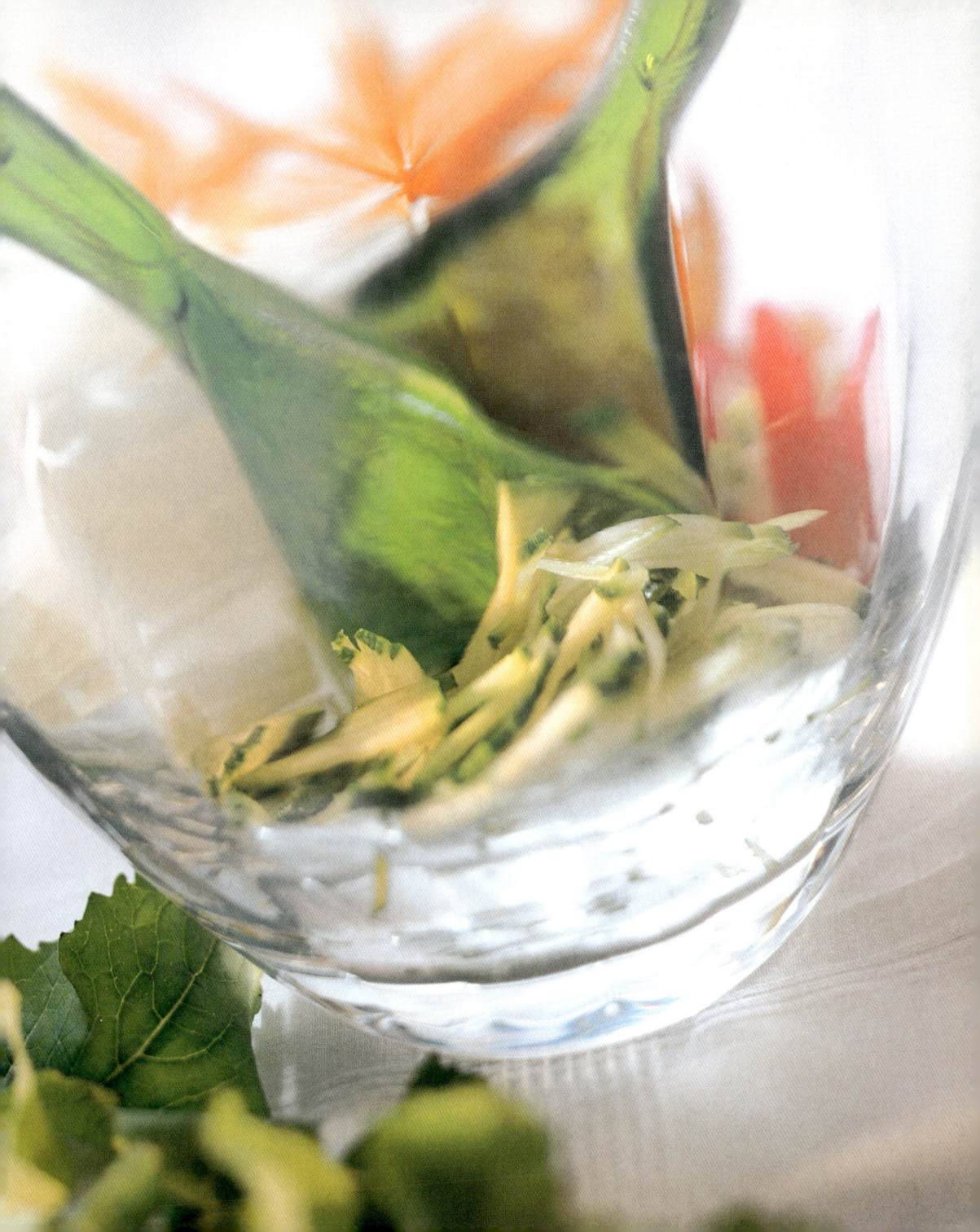

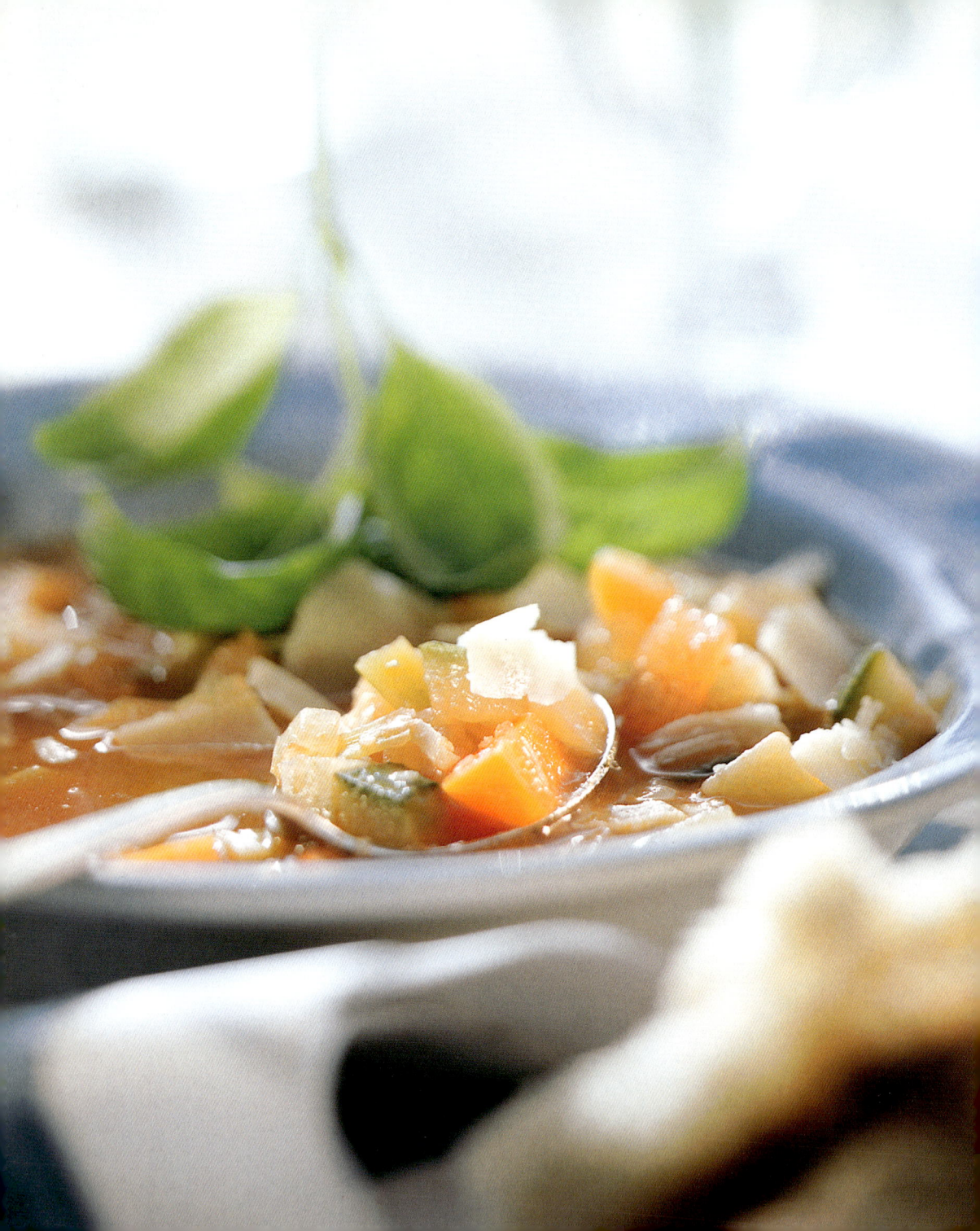

Leichte

Klassisches aus Italien

Minestrone

Die Kartoffeln waschen, schälen und würfeln. Lauch, Zucchini, Möhren und Fenchel waschen, putzen und in kleine Stücke schneiden.

Die Tomaten waschen und leicht über Kreuz einritzen. Kurz in köchelndes Wasser legen, dann häuten und ohne die Stielansätze grob würfeln. Die Zwiebel schälen und fein würfeln.

Das Öl leicht erhitzen, die Zwiebelwürfel darin glasig werden lassen. Fenchel, Möhren, Lauch und Zucchini mit anschwitzen, die Brühe dazugießen. Die Tomaten und die Kartoffeln dazugeben und alles fest zugedeckt bei mittlerer Hitze etwa 20 Minuten köcheln lassen.

Die Kräuter waschen, trockenschütteln und ohne die groben Stiele hacken, unter die Suppe rühren. Die

Suppe mit Salz und schwarzem Pfeffer abschmecken und mit frisch gehobeltem oder geriebenem Pecorino bestreut servieren.

ZUTATEN FÜR 2 PERSONEN:

150 g FESTKOCHENDE KARTOFFELN
1 ZARTE LAUCHSTANGE
100 g ZUCCHINI
100 g MÖHREN
1/2 FENCHELKNOLLE
200 g TOMATEN
1 KLEINE ZWIEBEL
1 EL OLIVENÖL
1/2 l HEISSE GEMÜSEBRÜHE
1/2 BUND GLATTE PETERSILIE
1/2 BUND BASILIKUM
SALZ, SCHWARZER PFEFFER
30 g PECORINO AM STÜCK

power

PRO PORTION: 394 Kcal • 17 g EW • 13 g F • 54 g KH

Kalte
erfrischend und vitaminreich
Gemüsesuppe

Die Tomaten auf der runden Seite leicht über Kreuz einritzen. Für einige Sekunden in köchelndes Wasser legen, dann mit einer Schaumkelle herausheben, häuten und ohne die Stielansätze grob würfeln.

ZUTATEN FÜR 2 PERSONEN:
250 g AROMATISCHE TOMATEN
1 KLEINE GEMÜSEZWIEBEL
1/2 SALATGURKE
1 KLEINE GRÜNE PAPRIKASCHOTE
2 KNOBLAUCHZEHEN
1 SCHEIBE WEISSBROT
1/2–1 EL ROTWEINESSIG
2 EL KALTGEPRESSTES OLIVENÖL
SALZ, SCHWARZER PFEFFER

Die Zwiebel und die Gurke schälen, die Paprikaschote halbieren, putzen und waschen, das Gemüse fein würfeln. Den Knoblauch schälen, zusammen mit den Tomaten und gut der Hälfte des übrigen Gemüses im Mixer pürieren.

Das Weißbrot mit dem Essig und etwa 100 ml Wasser beträufeln und kurz ziehen lassen. Mit dem Öl zum pürierten Gemüse geben, alles zusammen cremig pürieren. Mit Salz und Pfeffer abschmecken, zugedeckt etwa 30 Minuten im Kühlschrank durchziehen lassen. Das restliche Gemüse ebenfalls zugedeckt kalt stellen.

Die Suppe noch einmal durchrühren und abschmecken. Das restliche Gemüse hineingeben und gleich servieren.

Erfrischende Vitaminlieferanten

Kalte Gemüsesuppen bieten leichte Abkühlung an heißen Sommertagen und eine Riesenportion an Vitaminen. Das Gemüse wird roh verarbeitet, Vitaminverluste sind gering. Wichtig ist: die Suppe zum Durchziehen abdecken und kalt stellen.

PRO PORTION:

187 Kcal

5 g EW • 9 g F

23 g KH

power

Indonesische
mit Staudensellerie und Bohnenkeimen
Gemüsesuppe

Die Glasnudeln in einer Schüssel mit reichlich warmem Wasser übergießen und quellen lassen.

Etwa 1/2 l Wasser zum Kochen bringen. Die Hähnchenkeulen waschen hinzugeben. Die Zitrone heiß abwaschen und schälen. Den Ingwer schälen und klein würfeln. Beides zusammen mit dem Lorbeerblatt und den Erdnüssen zum Hähnchen geben. Zugedeckt bei schwacher Hitze etwa 30 Minuten köcheln lassen.

Die Bohnenkeime kalt abspülen und abtropfen lassen. Den Sellerie und die Frühlingszwiebeln waschen und putzen, die Möhre waschen und schälen, alles in feine Scheiben schneiden.

Die Hähnchenkeulen aus der Brühe nehmen, das Fleisch von Haut und Knochen befreien und in feine Streifen schneiden. Die Brühe abseihen und wieder aufkochen, mit Sojasauce, Pfeffer und Zitronensaft abschmecken. Das Hähnchenfleisch, die abgetropften Glasnudeln und das vorbereitete Gemüse hineingeben und alles noch 3–4 Minuten kochen lassen. Mit Koriandergrün bestreut servieren.

ZUTATEN FÜR 2 PERSONEN:
20 g GLASNUDELN
4–5 HÄHNCHENKEULEN
1 KLEINE UNBEHANDELTE ZITRONE
(SAFT UND SCHALE)
15 g FRISCHER INGWER
1 LORBEERBLATT
1 EL GERÖSTETE ERDNÜSSE
75 g BOHNENKEIME
2 STANGEN STAUDENSELLERIE
2 FRÜHLINGSZWIEBELN
1 MÖHRE
2–3 EL HELLE SOJASAUCE
WEISSER PFEFFER
ETWAS FRISCHES KORIANDERGRÜN

power

PRO PORTION: 567 Kcal • 53 g EW • 30 g F • 23 g KH

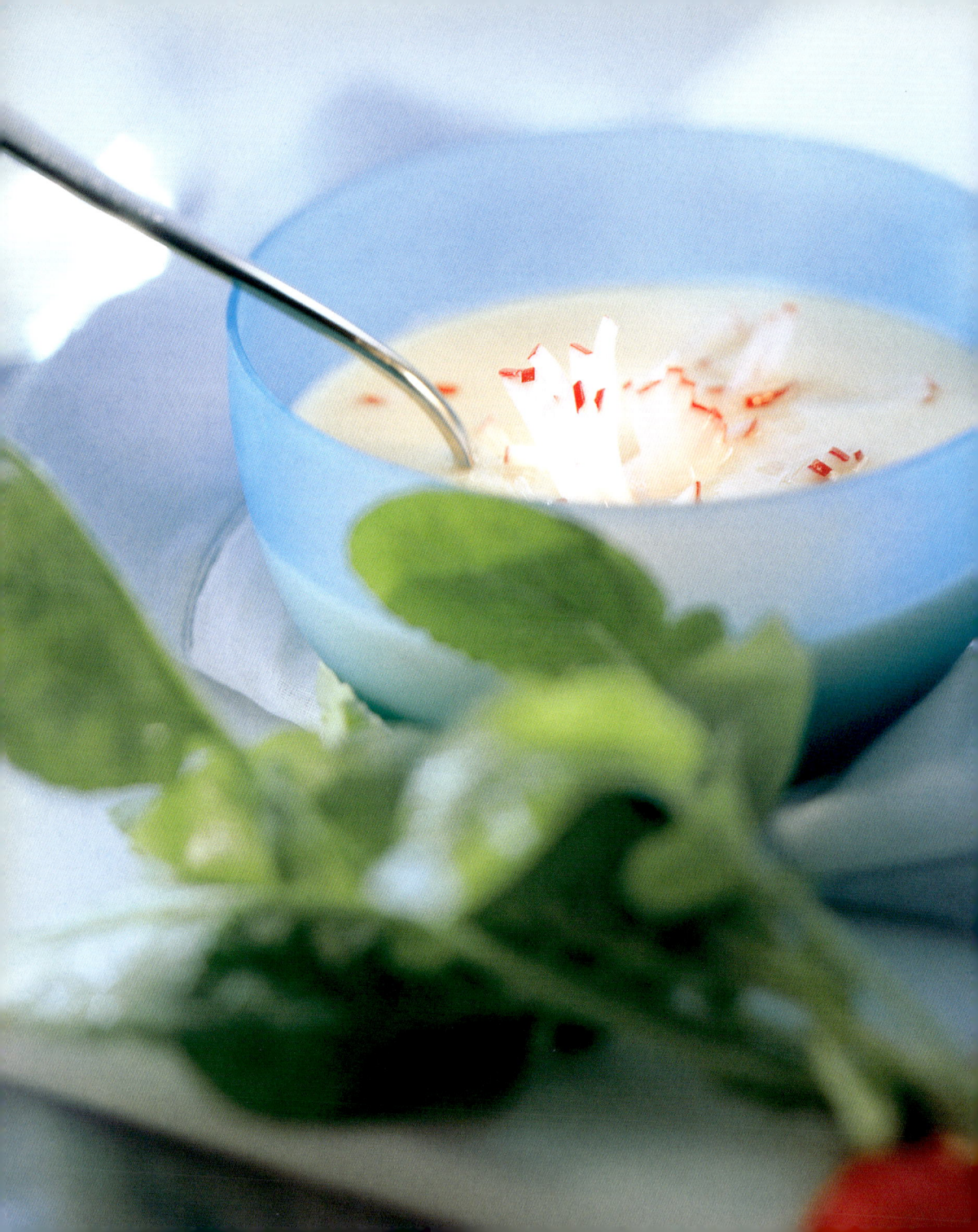

Cremige
reich an Vitamin C und Ballaststoffen
Radieschensuppe

Die Radieschen mit ihrem Blattgrün gründlich waschen. Etwas zartes Grün und 2–3 Radieschen beiseite legen, den Rest grob hacken.

Die Schalotte schälen und klein würfeln. Die Kartoffeln waschen, schälen und grob würfeln.

Das Öl in einem Topf leicht erhitzen, die Schalottenwürfel darin glasig werden lassen. Die gehackten Radieschen mit ihrem Grün sowie die Kartoffeln mit anschwitzen, dann mit der Brühe ablöschen. Fest zugedeckt bei schwacher Hitze knapp 20 Minuten köcheln lassen.

Die Suppe im Mixer fein pürieren und wieder aufkochen lassen. 1 EL Crème fraîche unterrühren, mit Salz und Pfeffer abschmecken.

Die beiseite gelegten Radieschen in dünne Scheiben schneiden, das Radieschengrün in feine Streifen schneiden.

Die Suppe auf Teller geben, jeweils einen Klecks Crème fraîche in die Mitte geben. Die Radieschenscheiben und -streifen auf die Suppe geben.

ZUTATEN FÜR 2 PERSONEN
1 GROSSES BUND RADIESCHEN
1 SCHALOTTE
125 g MEHLIGKOCHENDE KARTOFFELN
2 TL SONNENBLUMENÖL
300 ml GEMÜSEBRÜHE
2 EL CRÈME FRAÎCHE
SALZ
WEISSER PFEFFER

power

PRO PORTION: 153 Kcal • 2 g EW • 9 g F • 14 g KH

Steckrübentopf
besonders viel Carotin und Vitamin C
mit Tatarklößchen

Das Tatar mit dem Ei, den Semmelbröseln, Salz, Pfeffer und Cayennepfeffer vermengen und pikant würzen. Kleine Klößchen daraus formen.

ZUTATEN FÜR 2 PERSONEN:
175 g TATAR
1 KLEINES EI
2–3 EL SEMMELBRÖSEL
SALZ, SCHWARZER PFEFFER
CAYENNEPFEFFER
400 g STECKRÜBEN
1 LAUCHSTANGE
400 ml GEMÜSEBRÜHE
1–2 TL ÖL
1/2 BUND BASILIKUM
1/2–1 TL CURRYPULVER
1/4 TL KREUZKÜMMEL

Die Steckrüben putzen und schälen. In dünne Scheiben schneiden, die Scheiben dann in schmale Streifen. Den Lauch putzen, aufschlitzen und gründlich waschen, trockenschütteln und in feine Ringe schneiden. Die Brühe aufkochen lassen. Die Steckrüben und den Lauch darin fest zugedeckt bei schwacher Hitze etwa 10 Minuten garen.

Gleichzeitig das Öl in einer kleinen beschichteten Pfanne erhitzen. Die Tatarklößchen darin rundherum bei schwacher Hitze knapp 10 Minuten braten.

Das Basilikum waschen, trockenschütteln und einige Blättchen zum Garnieren zurücklassen. Die Restlichen fein hacken und zum Gemüse geben. Mit Curry, Kreuzkümmel, Salz und Pfeffer würzen. Die Tatarbällchen hineingeben, mit Basilikum garnieren.

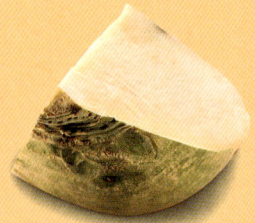

Steckrüben

Sie heißen auch Kohlrüben, Wruken, Dorsche, Erd- oder Schmalzrüben und sie liefern reichlich Vitamine und Mineralstoffe. Herausragend ist ihr hoher Gehalt an Carotin, Niacin, Vitamin B_6 und Vitamin C.

PRO PORTION:
464 Kcal
35 g EW • 17 g F
44 g KH

power

Sauerkrautsuppe mit

Deftiges mit viel Vitamin C

Schnittlauchcreme

ZUTATEN FÜR 2 PERSONEN: • 1 KLEINE ZWIEBEL • 1 KLEINE MEHLIGKOCHENDE KARTOFFEL • 1 EL BUTTER • 150 g SAUER-

KRAUT • 400 ml GEMÜSEBRÜHE • SALZ • SCHWARZER PFEFFER • 1 BUND SCHNITTLAUCH • 50 g SAURE SAHNE

Die Zwiebel und die Kartoffel schälen und klein würfeln, in der Butter in einem Topf anschwit-

zen. Das Sauerkraut und die Brühe dazugeben, zugedeckt etwa 10 Minuten köcheln lassen.

Pürieren und abschmecken. Den Schnittlauch waschen und in Röllchen schneiden, mit der

sauren Sahne, Salz und Pfeffer verrühren. Zum Servieren auf die Suppe geben.

power

PRO PORTION: 253 Kcal • 7 g EW • 11 g F • 33 g KH

Cremige

mit gerösteten Mandeln

Lauchsuppe

ZUTATEN FÜR 2 PERSONEN: • 1 LAUCHSTANGE • 100 g MEHLIGKOCHENDE KARTOFFELN • 1/4 l GEMÜSEBRÜHE

• SALZ • WEISSER PFEFFER • 1 TL FRISCHER THYMIAN • 50 g VOLLMILCHJOGHURT • 2 EL MANDELBLÄTTCHEN (GERÖSTET)

Den Lauch aufschlitzen, waschen und putzen, in Ringe schneiden. Die Kartoffeln schälen, wa-

schen und klein würfeln. Beides mit der Brühe in einem Topf zugedeckt 15 Minuten köcheln

lassen. Die Suppe pürieren, mit Salz, Pfeffer und Thymian würzen. Den Joghurt unterrühren

und mit Mandeln bestreuen.

power

PRO PORTION: 187 Kcal • 8 g EW • 7 g F • 24 g KH

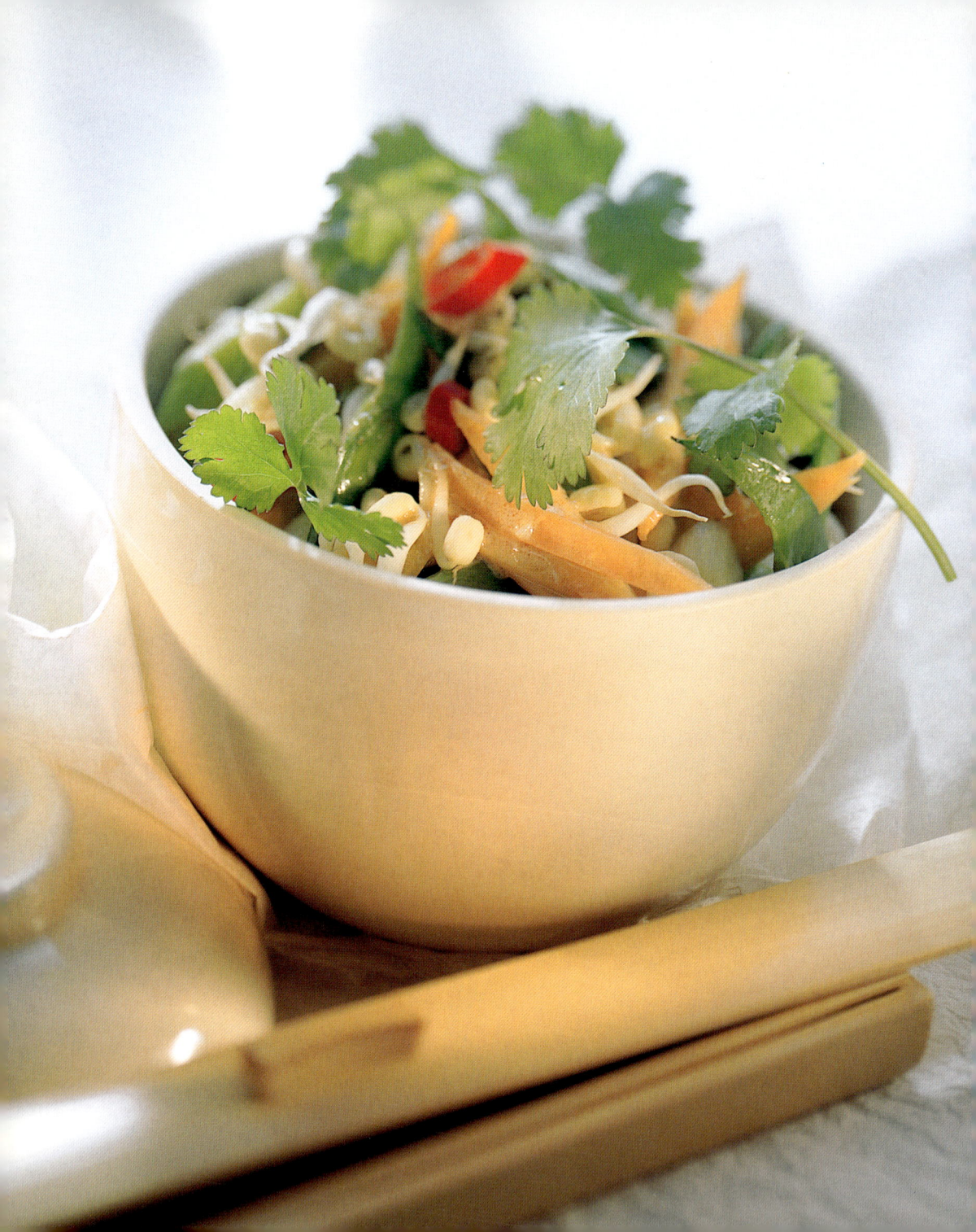

Curry-Ingwer-
mit Chili und Kokosmilch
Gemüse

Die Chilischote aufschlitzen, putzen, waschen und in feine Ringe schneiden. Den Knoblauch und den Ingwer schälen und fein hacken.

Die Frühlingszwiebeln waschen, putzen und in Ringe schneiden.

Die Zuckerschoten waschen, putzen und jede Schote schräg dritteln. Die Möhren waschen, schälen und erst längs in dünne Scheiben, dann in möglichst feine Streifen schneiden. Die Bohnenkeime in einem Sieb mit kaltem Wasser gründlich abspülen und gut abtropfen lassen.

ZUTATEN FÜR 2 PERSONEN:
1 ROTE CHILISCHOTE
1 KNOBLAUCHZEHE
20 g FRISCHER INGWER
1/2 BUND FRÜHLINGSZWIEBELN
100 g ZUCKERSCHOTEN
150 g MÖHREN
70 g FRISCHE BOHNENKEIME
1 EL ÖL
1/2 DOSE UNGESÜSSTE KOKOS-MILCH (COCONUT MILK; 200 ml)
1–2 TL SCHARFE CURRYPASTE
3 EL HELLE SOJASAUCE
SALZ
ETWAS FRISCHES KORIANDERGRÜN

Das Öl in einem Wok erhitzen. Den Knoblauch, den Ingwer und die Chiliringe darin unter Rühren leicht anbraten. Die Zuckerschoten und die Möhren unter Rühren 2–3 Minuten mit anbraten. Dann die Frühlingszwiebeln dazugeben und leicht mit anbraten.

Die Kokosmilch, die Currypaste und die Sojasauce unterrühren und alles aufkochen lassen. Die Bohnenkeime dazugeben, noch 1–2 Minuten kochen lassen. Das Koriandergrün waschen, grob hacken, über das Gemüse streuen und dieses sofort servieren.

power

PRO PORTION: 234 Kcal • 6 g EW • 16 g F • 19 g KH

Kürbispfanne

mit Curry, Chilies und Weintrauben

mit Naturreis

1/2 Eßlöffel Olivenöl leicht erhitzen. Den Reis einrühren, die Brühe dazugießen und fest zugedeckt bei schwacher Hitze bißfest garen (je nach Sorte 20–40 Minuten; bitte die Packungsaufschrift beachten).

ZUTATEN FÜR 2 PERSONEN:
1 1/2 EL KALTGEPRESSTES OLIVENÖL
100 g NATURREIS
1/4 l GEMÜSEBRÜHE
500 g KÜRBIS
SALZ
1/2 BUND FRÜHLINGSZWIEBELN
1–2 KLEINE ROTE CHILISCHOTEN
1 KLEINE KNOBLAUCHZEHE
50 g WEINTRAUBEN
1/4–1/2 TL CURRYPULVER
SCHWARZER PFEFFER
2–3 EL KÜRBISKERNE

Den Kürbis schälen, Kerne und Fasern entfernen. Das Fruchtfleisch 1–2 cm groß würfeln. 100 ml leicht gesalzenes Wasser aufkochen lassen, den Kürbis darin fest zugedeckt etwa 5 Minuten dünsten. Abtropfen lassen, den Sud auffangen. Die Frühlingszwiebeln waschen und putzen, in dünne schräge Ringe schneiden. Die Chilischoten putzen, entkernen und waschen, den Knoblauch schälen, beides fein hacken. Die Weintrauben mit heißem Wasser abbrausen.
Das restliche Öl in einer breiten Pfanne nicht zu stark erhitzen. Die Chili- und die Knoblauchwürfel sowie die Frühlingszwiebeln darin unter Rühren etwa 2 Minuten leicht anbraten. Das Currypulver unterrühren, mit dem Kürbissud ablöschen.

Die Weintrauben und den Kürbis in die Pfanne geben. Alles mit etwas Salz und Pfeffer würzen und zugedeckt bei schwacher Hitze noch etwa 5 Minuten köcheln lassen. Den Reis abtropfen lassen und in die Pfanne geben. Alles vermischen, würzen und mit Kürbiskernen bestreut servieren.

power

PRO PORTION: 519 Kcal • 18 g EW • 19 g F • 74 g KH

Leichte
mit Paprika und Lauch
Tortilla

Die Kartoffeln waschen und ungeschält in wenig Salz-Kümmel-Wasser in etwa 20 Minuten garen. Abgießen, etwas abkühlen lassen und pellen, dann in dicke Scheiben schneiden.

Inzwischen den Zucchino waschen, längs halbieren und in Scheiben schneiden. Die Paprikaschote halbieren, putzen, waschen und klein würfeln. Den Lauch putzen, aufschlitzen, gründlich waschen, trockenschütteln und in dünne Ringe schneiden.

In einer großen beschichteten Pfanne das Öl nicht zu stark erhitzen. Die Kartoffeln darin goldbraun anbraten. Die Zucchinischeiben, die Paprikawürfel und die Lauchringe dazugeben, alles bei schwacher Hitze etwa 5 Minuten braten. Dabei vorsichtig wenden.

Die Chilischote aufschlitzen, entkernen, waschen und sehr fein hacken, den Knoblauch schälen und hacken. Beides mit den Eiern verquirlen, mit Salz und Pfeffer würzen. Die Eier über Kartoffeln und Gemüse gießen. Zugedeckt bei ganz schwacher Hitze etwa 5 Minuten stocken lassen.

ZUTATEN FÜR 2 PERSONEN:
200 g festkochende Kartoffeln
Salz
1 TL Kümmel
1 kleiner Zucchino
1 rote Paprikaschote
1 zarte Lauchstange
1 1/2 EL Olivenöl
1 Chilischote
1 kleine Knoblauchzehe
4 Eier
schwarzer Pfeffer

power

PRO PORTION: 474 Kcal • 31 g EW • 30 g F • 20 g KH

Klassiker auf leichte Art

Provençalisches
Paprikagemüse

Den Tontopf und den Deckel 15–30 Minuten gründlich wässern. Inzwischen die Paprikaschoten halbieren, die Stielansätze, Kerne und Trennhäutchen entfernen, die Hälften waschen und in Streifen schneiden.

ZUTATEN FÜR 2 PERSONEN:
JE 1 KLEINE GELBE, GRÜNE UND
ROTE PAPRIKASCHOTE
400 g FLEISCHTOMATEN
125 g ZUCCHINI
125 g ZWIEBELN
1 KNOBLAUCHZEHE
2 ZWEIGE ROSMARIN
3–4 ZWEIGE THYMIAN
SALZ, SCHWARZER PFEFFER
2 TL ZITRONENSAFT
1 EL OLIVENÖL
100 ml GEMÜSEBRÜHE

Die Tomaten über Kreuz einritzen, einige Sekunden in kochendes Wasser legen, herausheben, häuten und von den Stielansätzen befreien, dann grob würfeln. Die Zucchini waschen, putzen und grob würfeln. Die Zwiebeln und den Knoblauch schälen und klein würfeln. Die Kräuter waschen und trockenschütteln. Einige Kräuter zum Garnieren zugedeckt kalt stellen, die restlichen fein hacken.

Alles mit Salz, Pfeffer, Zitronensaft, Öl und der Brühe in den Tontopf geben. Zugedeckt in den kalten kalten Ofen (unten) stellen und bei 200° etwa 1 Stunde schmoren. Das Gemüseragout durchrühren, würzen und mit den Kräutern bestreut servieren.

Schonend im Tontopf garen

Die Zubereitung im Tontopf ist bestens für die leichte Gemüseküche geeignet. Zwar ist die Garzeit recht lang, dafür schmort das Gemüse sanft im fest verschlossenen Topf, und Inhaltsstoffe können nicht entweichen. Fett wird kaum dazugegeben, das Gemüse gerät wunderbar leicht und aromatisch.

PRO PORTION:

175 Kcal

6 g EW • 6 g F

24 g KH

power

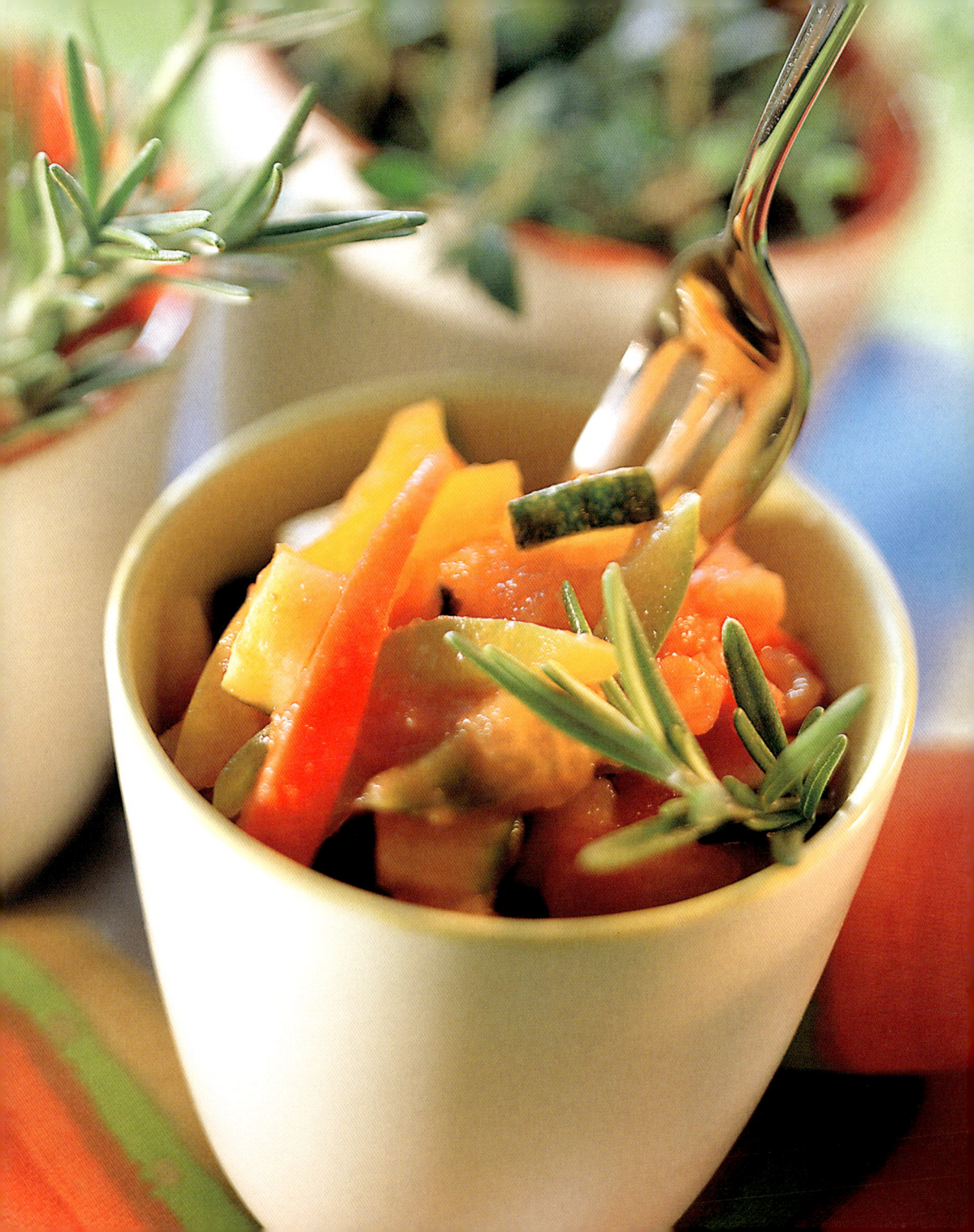

Schwarzwurzel-

mit besonders viel Vitamin B$_1$ und E

Schinken-Ragout

Die Schwarzwurzeln gründlich waschen und abbürsten. Reichlich Wasser in einem breiten Topf aufkochen, Salz und den Essig hineingeben. Die Schwarzwurzeln darin in 15–20 Minuten nicht zu weich kochen.

ZUTATEN FÜR 2 PERSONEN:
500 g SCHWARZWURZELN
SALZ
2 EL ESSIG
1 KLEINE ZWIEBEL
1 EL BUTTER
1 1/2 EL MEHL
1/8 l GEMÜSEBRÜHE
1/8 l MILCH
WEISSER PFEFFER
100 g GEKOCHTER SCHINKEN
(1 DICKE SCHEIBE)
1/2 BUND BASILIKUM

Die Schwarzwurzeln abgießen, kalt abbrausen und die dunkle Schale abziehen oder abschälen. Die Wurzeln dann in 3–4 cm lange Stücke schneiden. (Dabei Küchenhandschuhe anziehen!)

Die Zwiebel schälen und fein würfeln. Die Butter in einem Topf aufschäumen, die Zwiebelwürfel darin glasig werden lassen. Das Mehl einstreuen und unter Rühren goldgelb werden lassen, nach und nach die Brühe und die Milch angießen. Zur leicht dicklichen Sauce kochen und mit Salz und Pfeffer pikant würzen. Den Schinken würfeln, das Basilikum waschen und feinschneiden. Beides mit den Schwarzwurzeln unter die Sauce mengen, noch kurz erhitzen. Pikant abschmecken.

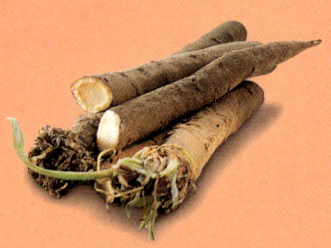

Schwarzwurzeln

Sie sind leicht verdaulich und bieten reichlich Vitamine, beispielsweise Carotin, Vitamin B$_1$ und Vitamin E. Für Diabetiker interessant ist der hohe Gehalt an Inulin, ein für sie unproblematisches Kohlenhydrat.

PRO PORTION:

274 Kcal

15 g EW • 11 g F

16 g KH

power

Dinkelpuffer mit
Raffiniertes aus der Vollwertküche
Radieschen

Den Dinkel in einem kleinen trockenen Topf bei mittlerer Hitze anrösten, mit der Brühe ablöschen und aufkochen lassen. Den Schrot zugedeckt bei schwacher Hitze etwa 10 Minuten köcheln, dann ohne Hitze noch etwa 20 Minuten ausquellen lassen. Die Radieschen waschen und putzen. Einen Teil der Blätter fein hacken, die Radieschen vierteln oder achteln. Die Zwiebel schälen und fein würfeln. 1/2 EL Butter zerlassen, die Zwiebeln darin glasig werden lassen. Die Radieschen und das Radieschengrün einrühren, salzen und pfeffern und alles fest zugedeckt bei schwacher Hitze etwa 5 Minuten dünsten. Keine Flüssigkeit mehr dazugeben.

Die Eier verquirlen, den Dinkel untermengen. Mit Salz und Pfeffer würzen. Die restliche Butter in einer beschichteten Pfanne aufschäumen, aus der Dinkelmasse nach und nach kleine Puffer backen. Das Radieschengemüse abschmecken, zusammen mit den Puffern anrichten. Je einen Klecks Schmand dazugeben.

ZUTATEN FÜR 2 PERSONEN:
70 g GESCHROTETER DINKEL
1/8 l GEMÜSEBRÜHE
1 GROSSES BUND RADIESCHEN MIT GRÜN
1 ROTE ZWIEBEL
1 1/2 EL BUTTER
SALZ
SCHWARZER PFEFFER
2 KLEINE EIER
1 EL SCHMAND

power

PRO PORTION: 390 Kcal • 20 g EW • 18 g F • 37 g KH

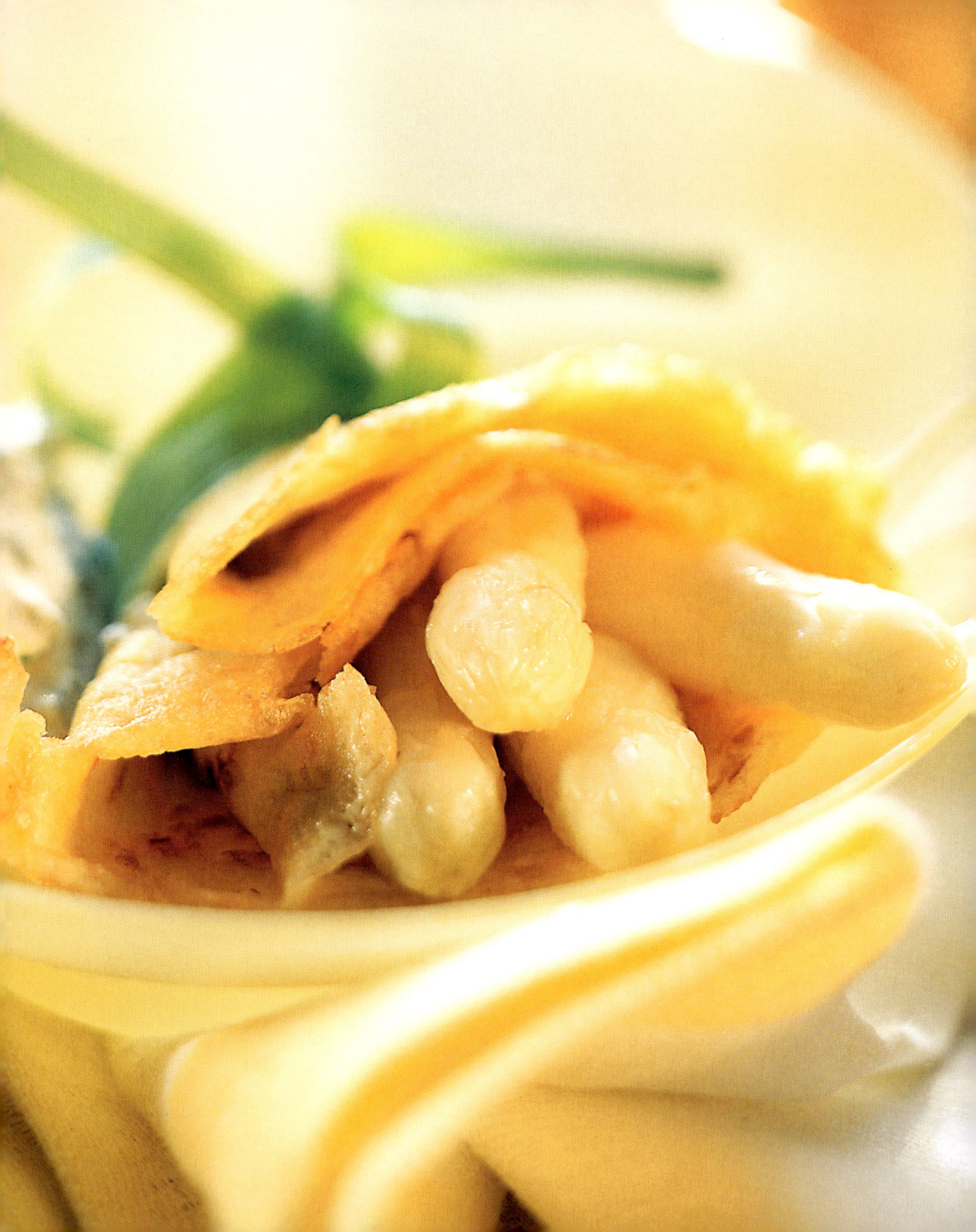

Möhrencrêpes

Vitaminreiches für Verwöhnte

mit Spargel

Für die Crêpes die Eier mit Salz, 100 ml Wasser und dem Mehl glattrühren, zugedeckt etwa 30 Minuten quellen lassen.

Den Spargel waschen, putzen und schälen. In einem Spargeltopf etwas Wasser mit Salz, 2 TL Butter und Zucker aufkochen lassen. Den Spargel in einen Dämpfeinsatz stellen und in den Topf setzen, die Stangen fest zugedeckt in 20–30 Minuten bißfest dämpfen.

Den Quark mit dem Apfeldicksaft, dem Zitronensaft, Salz und Pfeffer verrühren. Mit etwas Milch cremig rühren. Die Kräuter waschen, trockenschütteln und hacken, dann unter den Quark rühren. Pikant abschmecken.

Die Möhren waschen, putzen und schälen, fein raspeln und unter den Teig rühren. In einer beschichteten Pfanne nacheinander 2 dünne Crêpes backen, dabei jeweils 1 TL Butter in der Pfanne zerlassen. Den Spargel gut abtropfen lassen. In 2 Portionen teilen, jede Portion mit 1 Crêpe umwickeln, auf einen Teller legen und mit dem Kräuterquark servieren.

ZUTATEN FÜR 2 PERSONEN:

2 EIER
SALZ
50 g WEIZENMEHL TYPE 1050
750 g WEISSER SPARGEL
4 TL BUTTER
1 TL ZUCKER
125 g QUARK (20 % FETT)
1/2 EL APFELDICKSAFT
1/2 EL ZITRONENSAFT
SCHWARZER PFEFFER
ETWAS MILCH
1/2 BUND GEMISCHTE KRÄUTER
80 g MÖHREN

power

PRO PORTION: 415 Kcal • 28 g EW • 17 g F • 30 g KH

Rüben-Puten-

dazu Naturreis servieren

Frikassee

Die Rübchen und die Möhren waschen, putzen und in Scheiben schneiden, größere Scheiben halbieren. In einen Dämpfeinsatz geben.

In einem kleinen Topf wenig Salzwasser aufkochen lassen. Den Einsatz hineinstellen und die Gemüsescheiben fest zugedeckt knapp 10 Minuten bißfest dämpfen.

ZUTATEN FÜR 2 PERSONEN:
200 g WEISSE RÜBCHEN
200 g MÖHREN
SALZ
200 g PUTENBRUSTFILET
1/2 BUND BASILIKUM
1 EL BUTTER
1 1/2 EL MEHL
1/8 l MILCH
1/8 l BRÜHE
SCHWARZER PFEFFER
ETWAS ZITRONENSAFT
1–2 TL GEMAHLENE GETROCKNETE
STEINPILZE

Inzwischen das Putenfleisch kalt abwaschen, abtrocknen und klein würfeln. Das Basilikum waschen und trockenschütteln. Einige Blättchen zum Garnieren beiseite legen, die restlichen feinschneiden.

Die Butter in einem breiten Topf aufschäumen lassen, das Putenfleisch hineingeben und rundherum goldbraun anbraten. Das Mehl darüber stäuben und unter Rühren anschwitzen, dann nach und nach die Milch und die Brühe einrühren. Die Sauce unter gelegentlichem Rühren etwa 5 Minuten bei schwacher Hitze köcheln lassen.

Das vorbereitete Gemüse und das Basilikum einrühren, alles noch einmal aufkochen lassen. Das Frikassee mit Salz, Pfeffer, Zitronensaft und Steinpilzpulver abschmecken und mit Basilikum bestreut heiß servieren.

power

PRO PORTION: 310 Kcal • 29 g EW • 6 g F • 21 g KH

Gebratenes Thai-Gemüse

mit scharfen Chilies und süßer Ananas

Den Knoblauch und den Ingwer schälen und klein würfeln. Die Chilischote aufschlitzen, putzen, waschen und in feine Ringe schneiden.

Den Brokkoli waschen und putzen, in kleine gleichmäßige Röschen teilen. Die Stiele zusätzlich schälen und klein würfeln. Die Möhre waschen, schälen und mit dem Gemüsehobel in dünne, schräge Scheiben schneiden. Den Paksoi waschen, verlesen und in breite Streifen schneiden. Die Frühlingszwiebeln waschen, putzen und in dünne, schräge Ringe schneiden. Die Ananasscheiben schälen, vom Strunk befreien und würfeln.

Das Öl in einem Wok erhitzen. Den Knoblauch, den Ingwer und die Chiliringe darin unter Rühren kurz anbraten. Den Brokkoli und die Möhren dazugeben und etwa 2 Minuten rührbraten. Die Frühlingszwiebeln dazugeben und 1 Minute mit rührbraten. Den Zucker über das Gemüse streuen, mit der Brühe ablöschen. Den Paksoi, die Ananas, die Fischsauce und den Limettensaft dazugeben, alles noch einmal aufkochen lassen. Mit Koriandergrün bestreut servieren.

ZUTATEN FÜR 2 PERSONEN:

1 KNOBLAUCHZEHE

15 g FRISCHER INGWER

1 ROTE CHILISCHOTE

200 g BROKKOLI

1 MÖHRE

75 g PAKSOI

2 ZARTE FRÜHLINGSZWIEBELN

2–3 SCHEIBEN FRISCHE ANANAS

1 EL ÖL

2 TL BRAUNER ZUCKER

100 ml GEMÜSEBRÜHE

2 EL FISCHSAUCE

1 SPRITZER LIMETTENSAFT

etwas KORIANDERGRÜN

power

PRO PORTION: 235 Kcal • 8 g EW • 10 g F • 33 g KH

Linguine mit roher

aromatisch und kalorienarm

Tomatensauce

Die Tomaten über Kreuz einritzen und für einige Sekunden in kochendes Wasser legen, herausheben, häuten und entkernen. Die Tomaten von den Stielansätzen befreien und in kleine Würfel schneiden.

ZUTATEN FÜR 2 PERSONEN:
400 g VOLLREIFE TOMATEN
1 KNOBLAUCHZEHE
2 EL AROMATISCHES,
KALTGEPRESSTES OLIVENÖL
SALZ
SCHWARZER PFEFFER
200 g LINGUINE
EINIGE BASILIKUMBLÄTTCHEN
2 EL GEHOBELTER PARMESAN

Den Knoblauch schälen und fein hacken oder durch die Presse drücken. Mit den Tomaten und dem Öl mischen, mit Salz und Pfeffer herzhaft würzen. Zugedeckt beiseite stellen.

Die Linguine in reichlich kochendem Salzwasser nach der Packungsbeschreibung bißfest garen. In ein Sieb abgießen und sehr gut abtropfen lassen.

Die Tomatensauce durchrühren und abschmecken, kurz erwärmen, dann mit den Nudeln mischen und sofort servieren. Das Basilikum waschen, abtrocknen und mit dem Parmesan über die Nudeln streuen.

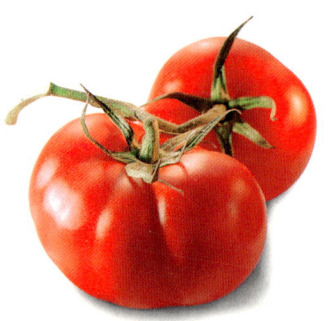

Tomaten

Bei den meisten Nudelsaucen wird das Gemüse lange gekocht und damit seiner Vitamine beraubt. Nicht so bei dieser Sauce: Die Tomaten stecken noch randvoll mit den Vitaminen A, C und E sowie mit B-Vitaminen. Gleichzeitig sind sie sehr kalorienarm, entwässernd und blutbildend.

PRO PORTION:
512 Kcal
18 g EW • 12 g F
81 g KH

power

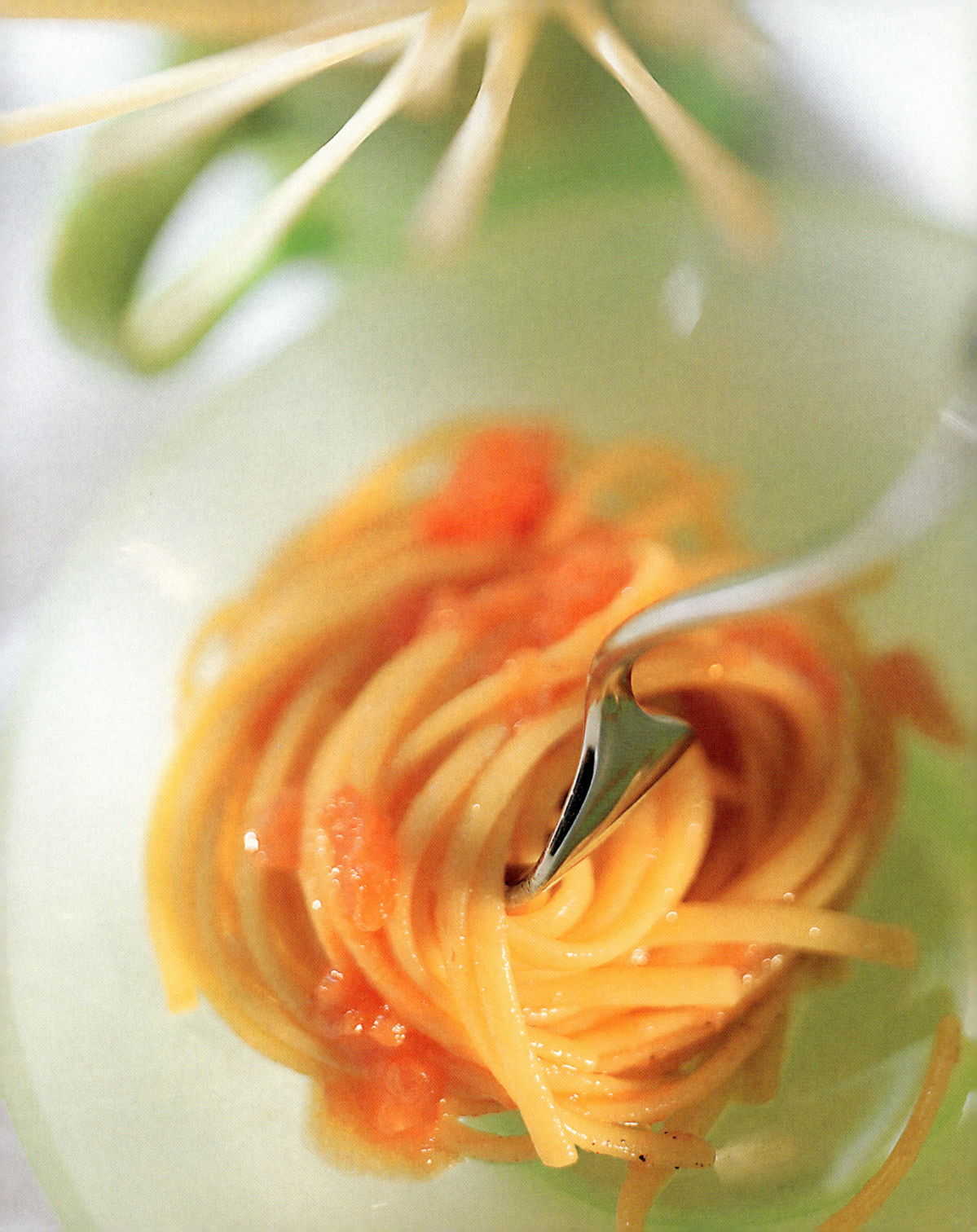

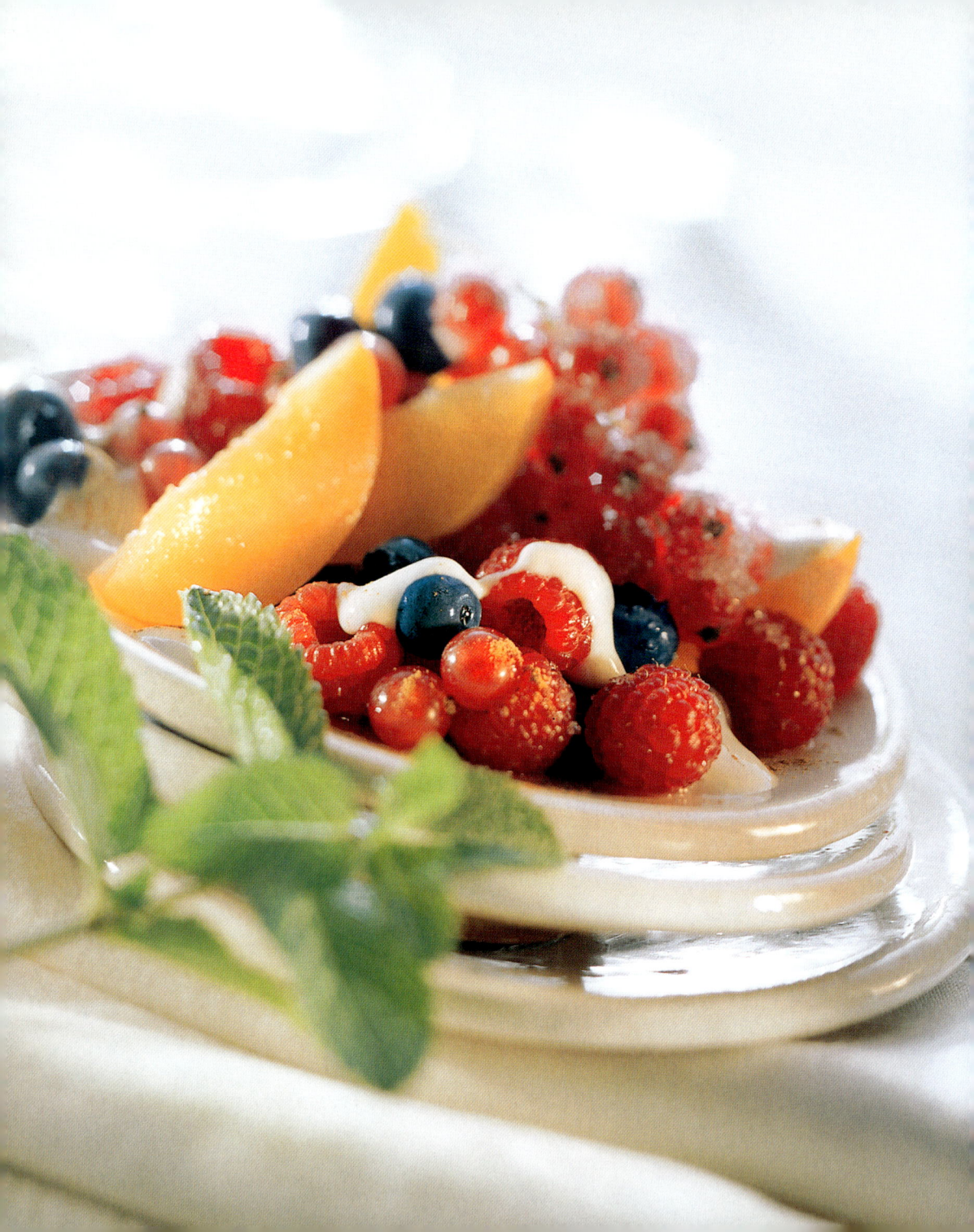

Bunter

mit erfrischender Joghurtcreme

Beerenteller

Den Joghurt mit dem Apfeldicksaft, der Milch und etwas Zimtpulver verrühren. Auf Dessertteller verteilen.

Die Zitrone gründlich unter heißem Wasser abwaschen. Abtrocknen und die Schale fein abreiben, den Saft auspressen. Beides in einer Schüssel mit dem Vanillezucker verrühren.

Die Himbeeren, die Heidelbeeren und die Johannisbeeren waschen, verlesen und abtropfen lassen.

Die roten und schwarzen Johannisbeeren mit einer Gabel von den Stielen streifen.

Die Pflaumen waschen, entsteinen und in Spalten schneiden. Alle Früchte vorsichtig in dem Zitronensaft wenden.

Die Beeren und die Pflaumen auf dem Joghurt anrichten, leicht mit Zimtpulver bestreuen und bald servieren.

ZUTATEN FÜR 2 PERSONEN:
100 g MAGERMILCH-JOGHURT
1 EL APFELDICKSAFT
2 EL MILCH
1/4 TL ZIMTPULVER
1/2 UNBEHANDELTE ZITRONE
1/2 PÄCKCHEN VANILLEZUCKER
50 g KLEINE HIMBEEREN
50 g HEIDELBEEREN
40 g ROTE JOHANNISBEEREN
40 g SCHWARZE JOHANNISBEEREN
2 GELBE PFLAUMEN

power

PRO PORTION: 173 Kcal • 4 g EW • 1 g F • 38 g KH

Erdbeer-

liefert besonders viel Vitamin C

Kiwi-Salat

ZUTATEN FÜR 2 PERSONEN: • 1/2 UNBEHANDELTE LIMETTE • 1 EL AHORNSIRUP • 1 PRISE GEMAHLENE VANILLE

• 250 g KLEINE ERDBEEREN • 2 KIWIS • 1–2 EL PECANKERNE (GROB GEHACKT)

Die Limette heiß abwaschen, die Schale abreiben und den Saft auspressen. Beides mit Ahorn-

sirup und Vanille verrühren. Die Erdbeeren kurz waschen, dann putzen und in dicke Scheiben

schneiden. Die Kiwis schälen und halbieren, ebenfalls in Scheiben schneiden. Die Früchte auf

Tellern anrichten, mit dem Fruchtsirup beträufeln und mit Pecankernen bestreuen.

PRO PORTION: 104 Kcal • 1 g EW • 5 g F • 15 g KH

Ananas-

mit Limettensaft und Honig

Dattel-Salat

ZUTATEN FÜR 2 PERSONEN: • 1/2 KLEINE ANANAS • 1 KIWI • 4 FRISCHE DATTELN • 2 EL LIMETTENSAFT • 2 TL BRAUNER

ZUCKER • 1 EL AKAZIENHONIG • 1 EL GETROCKNETE KOKOSRASPEL (GERÖSTET)

Die Ananas schälen, längs vierteln und ohne den Mittelstrunk in Scheiben schneiden, dabei ab-

tropfenden Saft auffangen. Die Kiwi schälen und halbieren, die Hälften in Scheiben schneiden.

Die Datteln entsteinen und in Spalten schneiden. Limetten- und Ananassaft, den Zucker und

den Honig verquirlen. Die Früchte darin wenden, mit Kokosraspeln bestreuen.

PRO PORTION: 125 Kcal • 1 g EW • 1 g F • 31 g KH

Melonen-Mango-

erfrischend und fitmachend

Suppe mit Kiwis

Die Orange halbieren und den Saft auspressen. Die Melone halbieren, die Kernchen und die Fasern entfernen. Aus dem Fruchtfleisch mit einem Kugelausstecher einige kleine Kugeln ausstechen und diese zugedeckt in den Kühlschrank stellen.

Das übrige Melonenfruchtfleisch aus der Schale lösen. Die Mango schälen, das Fruchtfleisch vom Stein schneiden. Das Melonen- und das Mangofruchtfleisch mit dem Orangensaft pürieren, für eine ganz glatte Suppe zusätzlich durch ein feines Sieb streichen. Die Suppe mit Zitronensaft und Angostura abschmecken und auf tiefe Teller verteilen.

ZUTATEN FÜR 2 PERSONEN:
1 ORANGE (GUT GEKÜHLT)
1/2 REIFE ZUCKERMELONE
(z.B. CANTALOUPE; GUT GEKÜHLT)
1 KLEINE REIFE MANGO
(GUT GEKÜHLT)
1–2 EL ZITRONENSAFT
EINIGE TROPFEN ANGOSTURA
1 KIWI
FRISCHE MELISSEBLÄTTCHEN

Die Kiwi halbieren, schälen und in Scheiben schneiden, zusammen mit den Melonenbällchen in die Kaltschale geben. Mit Melisse garnieren.

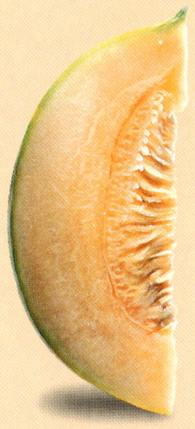

Melonen, Mangos, Kiwis

Bei sehr geringem Kaloriengehalt stecken in Melonen reichlich gesunde Stoffe, etwa Carotin und Mineralien. Melonen wirken harntreibend und allgemein reinigend, eignen sich also bestens für eine Schlankheits- und Schönheitskur. Eine zusätzliche Portion Carotin liefert, neben B-Vitaminen, die Mango, und reichlich Vitamin C liefern die Kiwis.

PRO PORTION:

122 Kcal

2 g EW • 1 g F

31 g KH

Gelierte
mit saftigen Zwetschgen
Buttermilchsuppe

Die Gelatine etwa 5 Minuten in reichlich kaltem Wasser einweichen. Davon 3 Blatt Gelatine tropfnaß in einem Topf bei sehr schwacher Hitze auflösen. Mit der Buttermilch verrühren. Die übrigen 2 Blatt ebenfalls auflösen und mit dem Apfelsaft vermengen.

ZUTATEN FÜR 2 PERSONEN:
5 BLATT WEISSE GELATINE
1/4 l BUTTERMILCH
1/8 l APFELSAFT
1/2 TL ABGERIEBENE ZITRONEN-
SCHALE (UNBEHANDELT)
2 EL APFELDICKSAFT
1/2 TL ZIMTPULVER
150 g ZWETSCHGEN
1/2 PÄCKCHEN VANILLEZUCKER

Die Buttermilch mit der Zitronenschale, dem Apfeldicksaft und dem Zimtpulver verrühren. Auf zwei kleine Suppenteller gießen und im Kühlschrank erstarren lassen. Den Apfelsaft zwischenzeitlich nicht kalt stellen.

Die Zwetschgen waschen, halbieren und entsteinen, mit Vanillezucker bestreuen. Dekorativ auf der gelierten Buttermilchsuppe arrangieren, eventuell zuvor fächerförmig einschneiden.

Mit dem Apfelsaft übergießen und auch diesen im Kühlschrank gelieren lassen. Dabei die Teller mit Klarsichtfolie abdecken, um den Vitaminverlust gering zu halten.

Zwetschgen

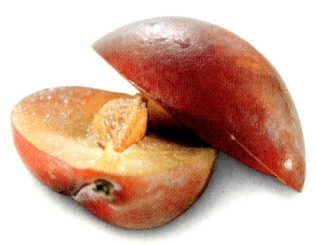

In den blauroten Früchten dominieren Carotin, B-Vitamine und Vitamin C, begleitet von reichlich Mineralien. Carotin, die Vorstufe von Vitamin A, wird optimal ausgenutzt, wenn Sie die Zwetschgen aufschneiden und mit etwas Fett (in der Buttermilch) kombinieren. Übrigens: Das Dessert schmeckt auch mit Erdbeeren.

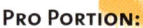
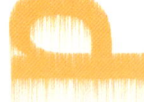

PRO PORTION:
207 Kcal
7 g EW • 1 g F
47 g KH

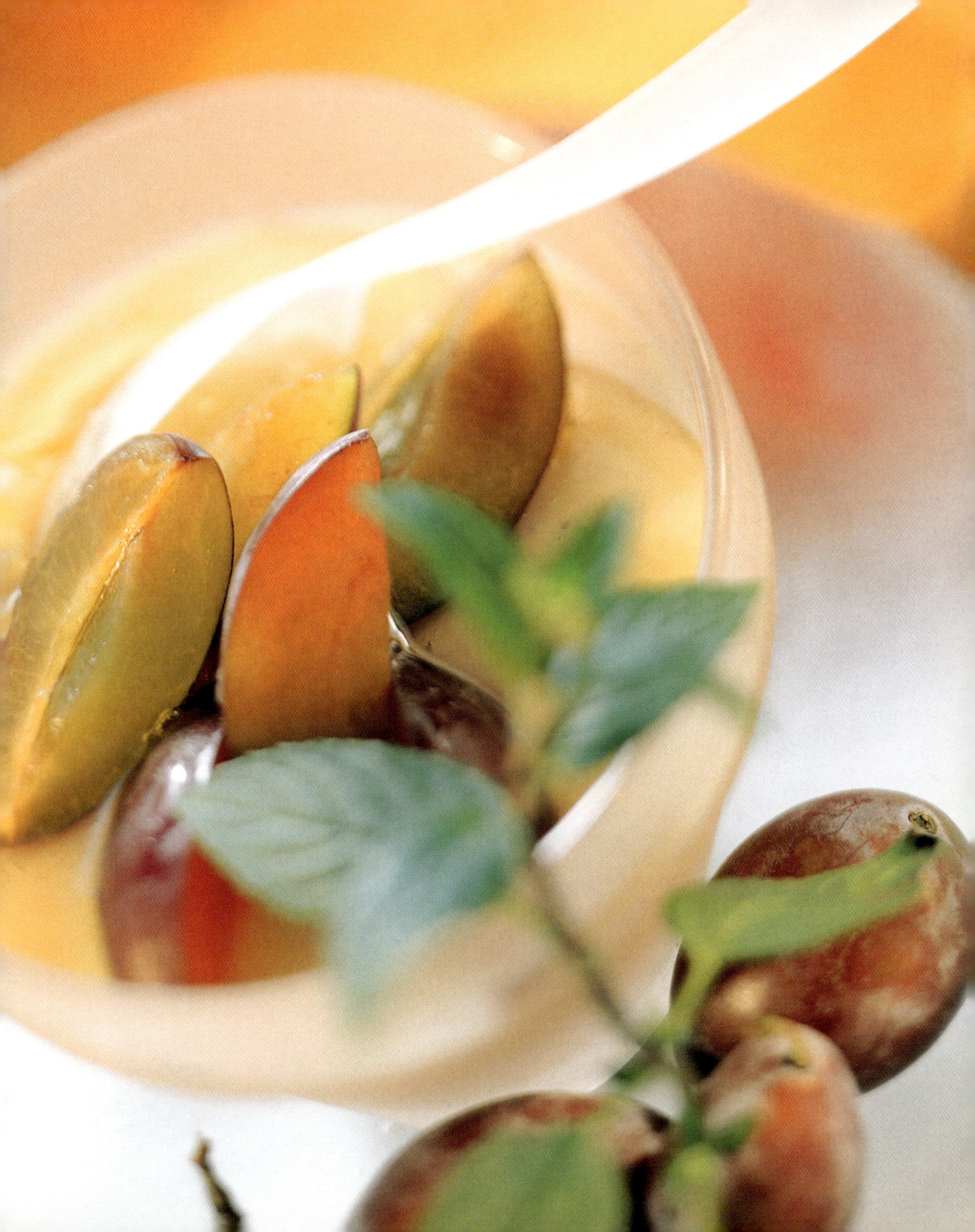

Zitrusfrüchte-

mit leichter, sanfter Quarkcreme

Teller

Die Limette und die Zitrone heiß abwaschen und gut abtrocknen. Etwas Schale in feinen Spänen abziehen, etwas Schale auf der Haushaltsreibe dünn abreiben. Den Saft auspressen. Den Saft sowie die abgeriebene Schale der Limette und Zitrone mit dem Ahornsirup und dem Quark verquirlen.

ZUTATEN FÜR 2 PERSONEN:
1 KLEINE UNBEHANDELTE LIMETTE
1/2 UNBEHANDELTE ZITRONE
2 EL AHORNSIRUP
125 g QUARK (20 % FETT)
1 GROSSE ORANGE
1 GROSSE ROSA GRAPEFRUIT
30 g PECANKERNE
2 TL GERASPELTE SCHOKOLADE

Die Orange und die Grapefruit schälen, dabei auch die weiße Haut vollständig entfernen. Die Frucht-filets dann zwischen den Trennhäutchen heraus-schneiden.

Die Quarkcreme auf zwei Tellern verteilen. Die Orangen- und Grapefruitsegmente dekorativ darauf arrangieren. Die Pecanker-ne grob hacken, zusammen mit der geraspelten Schokolade, den Limetten- und Zitronenspäen über die Desserts streuen.

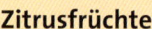

Zitrusfrüchte

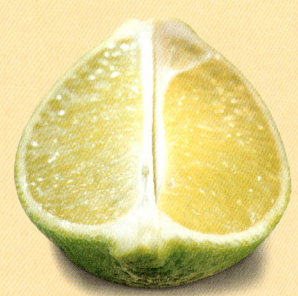

Ob Grapefruits, Limetten, Orangen oder Zitronen – Zitrusfrüchte versorgen Sie bestens mit Beta-Carotin und Vitamin C, zudem stecken reichlich Mineralien in dem Sonnenobst. Da die enthaltenen Vitamine wahre Mimosen sind, sollten Sie Zitrusfrüchte stets frisch geschält essen. Beinahe ebensogut: täglich 1 großes Glas frisch gepreßten Saft trinken.

PRO PORTION:

332 Kcal

10 g EW • 18 g F

37 g KH

power

Teegelee
leichter Muntermacher
mit Trauben

Den Früchtetee in einer Kanne mit 1/4 l kochendem Wasser aufbrühen und zugedeckt 5 Minuten ziehen lassen. Die Gelatine 5 Minuten in reichlich kaltem Wasser einweichen.

Die Zitrone heiß abwaschen und abtrocknen, die Schale fein abreiben und den Saft auspressen. Die Gelatine leicht ausdrücken und im heißen Tee auflösen. Zitronensaft und -schale sowie 1 Eßlöffel Puderzucker dazugeben.

Die Weintrauben waschen. Einige Trauben zum Garnieren zurücklassen, die restlichen halbieren und entkernen. In 2 hohe Gläser füllen, den Tee darüber gießen. Im Kühlschrank gelieren lassen. Den Joghurt mit dem restlichen Puderzucker glattrühren. Auf das Teegelee geben und mit Trauben garniert servieren.

ZUTATEN FÜR 2 PERSONEN:
3 EL FRÜCHTETEE (LOSE)
3 BLATT WEISSE GELATINE
1/2 UNBEHANDELTE ZITRONE
1–2 EL PUDERZUCKER
JE 75 g GRÜNE UND BLAUE WEINTRAUBEN
75 g JOGHURT (1,5 % FETT)

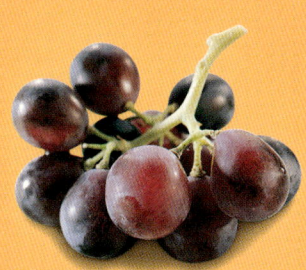

Weintrauben

Sie sind reich an Glucose, und die sorgt bei Bedarf blitzschnell für einen Energieschub. Obwohl der Vitamingehalt nicht mit dem vieler anderer Früchte konkurrieren kann, sind Trauben wertvoll. Sie kurbeln Stoffwechsel und Verdauung an, entschlacken, kräftigen das Herz, fördern die Blutbildung und leisten gute Dienste für Schönheit und Wohlbefinden.

PRO PORTION:

101 Kcal

4 g EW • 1 g F

22 g KH

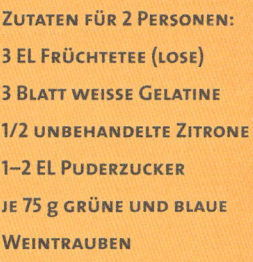

power

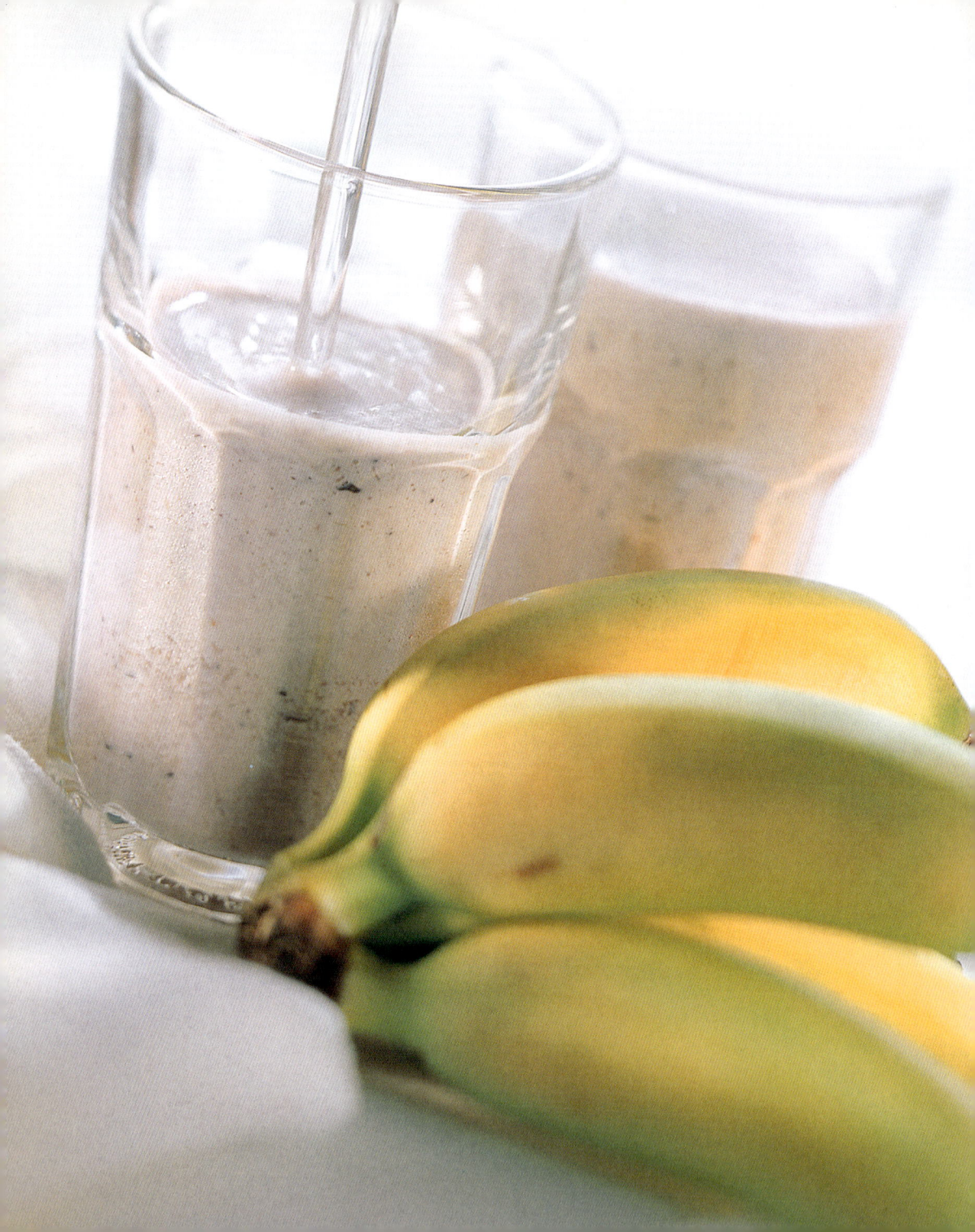

Heidelbeer-
reich an Vitamin B₆ und Folsäure
Bananen-Milch

Die Heidelbeeren kurz waschen und verlesen, dann gut abtropfen
lassen. Die Banane schälen und grob würfeln, sofort mit dem Zitronensaft beträufeln.

Die Heidelbeeren zusammen mit der Banane und
dem Birnendicksaft im Mixer oder mit einem Pürier-
stab in einer hohen Schüssel glatt pürieren. Die gemahlene Vanille und die kalte Milch dazugeben und
alles noch kurz durchmixen, dann in Gläser umfüllen
und sofort servieren.

Zutaten für 2 Gläser:
200 g Heidelbeeren
1 kleine reife Banane
1 EL Zitronensaft
1 EL Birnendicksaft
1 Prise gemahlene Vanille
300 ml eiskalte Milch

Heidelbeeren und Bananen

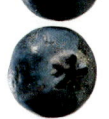
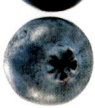

Die kleinen Waldbeeren, auch als Blau-
oder Bickbeeren bekannt, sind reich an den
Schutzvitaminen Carotin und C, Grund ge-
nug also, sie häufig zu genießen. Weitere Plus-
punkte sind der blaue Farbstoff der Beeren
sowie die Gerbstoffe, sie sind blutbildend und
»reinigend«.
Bananen liefern zwar mehr Energie als andere
Obstsorten, dafür aber Vitamine, die sonst
kaum in Früchten vorkommen, vor allem
Vitamin B₆, Pantothensäure und die sehr
seltene Folsäure.

Pro Portion:
249 Kcal
3 g EW • 3 g F
20 g KH

Himbeer-
beeriger Powerdrink
Erdbeer-Shake

ZUTATEN FÜR 2 GLÄSER:
80 g HIMBEEREN
80 g ERDBEEREN
2 EL BIRNENDICKSAFT
1 PRISE ZIMTPULVER
1 PRISE GEMAHLENE VANILLE
1/8 l DICKMILCH
1/8 l MILCH

Die Himbeeren und die Erdbeeren kurz waschen, dann verlesen.
Bei den Erdbeeren zusätzlich nach dem Waschen die Stiele mit
einem spitzen Messer herausziehen.
Die Früchte im Mixer oder mit einem Püriersieb
pürieren. Zusätzlich durch ein feines Sieb streichen,
um die Kernchen zu entfernen.
Den Birnendicksaft, das Zimtpulver und die Vanille
unter das Fruchtpüree mischen. Die Dickmilch und
die Milch mit einem Schneebesen unterschlagen.
Den Shake in Gläser umfüllen und sofort servieren.

Erdbeeren und Himbeeren

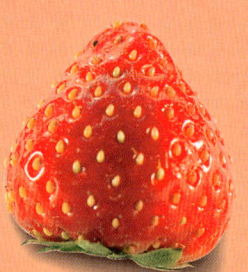

Mit 125 g Erdbeeren decken Sie bereits Ihren
Tagesbedarf am wichtigen Abwehrvitamin C.
Die weiteren Inhaltsstoffe machen die belieb-
ten Beeren zu einem echten Schlankheits-
und Schönheitsmittel. **Wichtig:** Geschmack
und Inhaltsstoffe schwinden rasch, deshalb
Erdbeeren möglichst frisch vom Feld genießen. Ähnlich gesund und empfindlich sind
Himbeeren, obwohl ihr Vitamingehalt nicht
so üppig ausfällt.

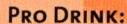

PRO DRINK:
186 Kcal
4 g EW • 3 g F
21 g KH

power

Fruchtiger

gut gekühlt am besten

Gurkendrink

ZUTATEN FÜR 2 GLÄSER: • 200 g SALATGURKE (GUT GEKÜHLT) • 2 KIWIS (GUT GEKÜHLT) • 1/2 TL INGWERPULVER • SALZ • SCHWARZER PFEFFER • GUT GEKÜHLTES MINERALWASSER

Die Salatgurke schälen und grob würfeln, im Mixer pürieren. Die Kiwis schälen und ebenfalls grob würfeln. Zu den Gurken geben und alles noch einmal kurz durchmixen. Nicht mehr lange bearbeiten, sonst wird der Shake bitter. Das Gurken-Kiwi-Püree mit Ingwerpulver, Salz und Pfeffer abschmecken und in zwei hohe Gläser geben. Mit gut gekühltem Mineralwasser auffüllen und sofort servieren.

PRO DRINK: 42 Kcal • 1 g EW • 1 g F • 10 g KH

Tomaten-

Vitaminreiches für Zwischendurch

Möhren-Joghurt

ZUTATEN FÜR 2 GLÄSER: • 150 g MAGERMILCH-JOGHURT • 1/4 l TOMATENSAFT • 150 ml MÖHRENSAFT • SALZ • SCHWARZER PFEFFER • GEMAHLENER KREUZKÜMMEL • EINIGE SPRITZER LIMETTENSAFT • 2 LIMETTENSCHEIBEN

Den Joghurt mit dem Tomaten- und dem Möhrensaft in einen Mixer geben und einige Sekunden lang vermischen. Den Drink mit Salz, Pfeffer, 1 Prise Kreuzkümmel und Limettensaft abschmecken und in zwei Gläser umfüllen. Mit Limettenscheiben garniert servieren.

PRO DRINK: 143 Kcal • 4 g EW • 1 g F • 10 g KH

Eisiger Ananas-
Vitaminschub auf exotische Art
Mandel-Shake

Die Ananas schälen, dabei die braunen »Augen« herausschneiden. Die Frucht längs vierteln, den harten Mittelstrunk aus den Vierteln herausschneiden. Das Fruchtfleisch grob würfeln und in einen Mixer geben.

ZUTATEN FÜR 2 GLÄSER:
1/2 KLEINE REIFE ANANAS
1/2 LIMETTE
1 EL BRAUNER ZUCKER
1 EL UNGESÜSSTES MANDELMUS
(AUS DEM REFORMHAUS)
75 g JOGHURTEIS
ZERSTOSSENES EIS
1 KLEINE KIWI
FRISCHE MINZEBLÄTTCHEN

Den Limettensaft auspressen, zusammen mit dem Zucker und dem Mandelmus zur Ananas geben. Alles im Mixer glatt pürieren. Das Joghurteis dazugeben und alles noch einmal kurz durchmixen.

Zerstoßenes Eis in hohe Gläser geben, mit dem Drink auffüllen. Die Kiwi eventuell schälen und in Spalten oder in dicke Scheiben schneiden. Die Shakes mit Kiwis und Minzeblättchen garnieren.

Ananas

Die Exotin wird für diesen Drink lediglich püriert. Die Vitamine A, B und C bleiben bestens erhalten. Das in der Frucht enthaltene Enzym Bromelin spaltet Eiweiß im Körper und regt somit die Eiweißverdauung an. Übrigens ist dieses Enzym auch dafür verantwortlich, daß sich rohe Ananas und Gelatine nicht vertragen, die Gelatine wird nicht fest. Da Ananas nur wenig Kalorien hat, aber harntreibend und entschlackend wirkt, leistet sie gute Dienste bei jeder Diät.

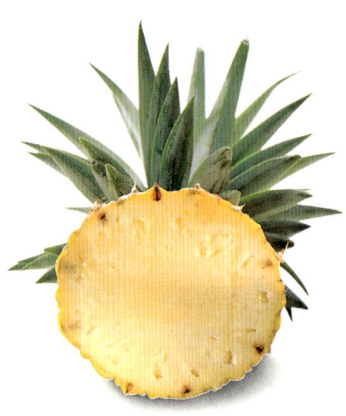

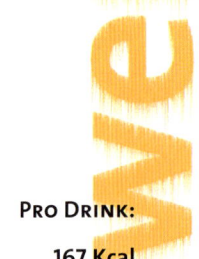

PRO DRINK:
167 Kcal
5 g EW • 6 g F
25 g KH

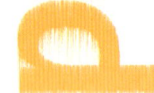

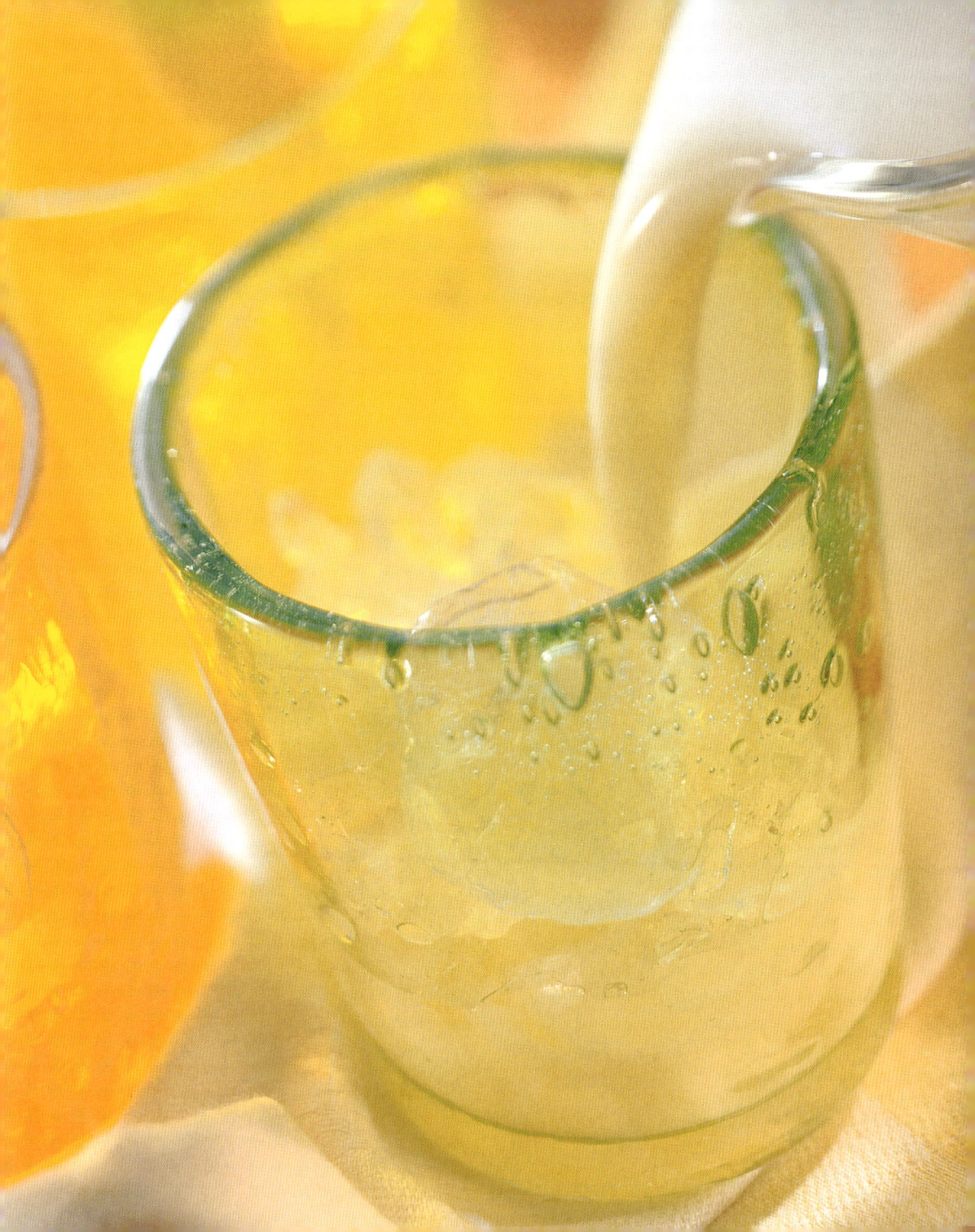

Register
Vitamindiät

A

Ananas
Ananas   58
Ananas-Dattel-Salat   48
Eisiger Ananas-Mandel-Shake   58

B

Bananen
Heidelbeer-Bananen-Milch   55

Beeren
Bunter Beerenteller   47
Erdbeer-Kiwi-Salat   48
Heidelbeer-Bananen-Milch   55
Himbeer-Erdbeer-Shake   56

Blumenkohl-Brokkoli-Salat   13

Bohnenkeime
Curry-Ingwer-Gemüse   33

Brokkoli
Blumenkohl-Brokkoli-Salat   13
Gebratenes Thai-Gemüse   43

Bunter Beerenteller   47

Buttermilch
Gelierte Buttermilchsuppe   50

C

Cremige Radieschensuppe   **29**

Curry-Ingwer-Gemüse   33

D

Dattel
Ananas-Dattel-Salat   48

Dinkelpuffer mit Radieschen   39

Eisiger Ananas-Mandel-Shake   **58**

Erdbeer-Kiwi-Salat   48

Erdbeeren
Himbeer-Erdbeer-Shake   56

Exotischer Sprossensalat   12

F

Fruchtige Möhrenrohkost   **20**

Fruchtiger Gurkendrink   57

G

Gebratenes Thai-Gemüse   **43**

Gelierte Buttermilchsuppe   50

Gemüse-Kräuter-Salat   16

Grapefruit: Zitrusfrüchteteller   52

Gurke
Fruchtiger Gurkendrink   57

H

Heidelbeeren
Heidelbeer-Bananen-Milch   55
Heidelbeeren   55

Himbeer-Erdbeer-Shake   56

Himbeeren
Himbeer-Erdbeer-Shake   56
Himbeeren   56

I

Indonesische Gemüsesuppe   **27**

K

Kalte Gemüsesuppe   **26**

Kartoffeln
Leichte Tortilla   35

Kiwi
Erdbeer-Kiwi-Salat   48
Kiwi   49
Melonen-Mango-Suppe mit Kiwis   49

Krautsalat mit roten Zwiebeln   17

Kürbispfanne mit Naturreis   34

Leichte Minestrone   **25**

Leichte Tortilla   35

Linguine mit roher Tomatensauce   44

M

Mango
Mango   49
Melonen-Mango-Suppe mit Kiwis   49

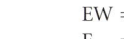

Abkürzungen

TL = Teelöffel
EL = Eßlöffel
kcal = Kilokalorien

EW = Eiweiß
F   = Fett
KH = Kohlenhydrate

Melone
  Melonen   49
  Melonen-Mango-Suppe mit Kiwis   49

Möhren
  Curry-Ingwer-Gemüse   33
  Fruchtige Möhrenrohkost   20
  Tomaten-Möhren-Joghurt   57

Möhrencrêpes mit Spargelfüllung   41

Orange
  Spinat-Salat mit Orangen   11
  Zitrusfrüchteteller   52

Paksoi
  Gebratenes Thai-Gemüse   43

Paprika
  Provençalisches Paprikagemüse   36

Provençalisches Paprikagemüse   36

Radieschen
  Cremige Radieschensuppe   29
  Dinkelpuffer mit Radieschen   39
  Vitaminreicher Rohkostteller   22

Roher Spargelsalat   19

Vitaminreicher Rohkostteller   22

Rosenkohlsalat mit Birnen   21

Rote-Bete-Salat   20

Rüben-Puten-Frikassee   42

Sauerkrautsuppe mit Schnittlauchcreme   31

Schinken
  Schwarzwurzel-Schinken-Ragout   38

Schwarzwurzeln
  Schwarzwurzeln   38
  Schwarzwurzel-Schinken-Ragout   38

Spargel
  Möhrencrêpes mit Spargel   41
  Roher Spargelsalat   19
  Spargel   19

Spinat-Salat mit Orangen   11

Spitzkohl
  Krautsalat mit roten Zwiebeln   17
  Spitzkohl   17

Sprossen
  Exotischer Sprossensalat   11
  Sprossen   12

Steckrüben
  Steckrüben   30
  Steckrübentopf mit Tartarklößchen   30

Teegelee mit Trauben   53

Tips
  Erfrischende Vitaminlieferanten   26
  Gut vorzubereiten   16
  Schonend im Tontopf garen   36

Tomaten-Möhren-Joghurt   57

Tomaten
  Linguine mit roher Tomatensauce   44
  Tomaten-Möhren-Joghurt   57
  Zucchini-Tomaten-Salat   14

Weintrauben

Weintrauben   53
  Teegelee mit Trauben   53

Zitrusfrüchte   52

Zitrusfrüchteteller   52

Zucchini-Tomaten-Salat   14

Zwetschgen   50

Impressum

Redaktion: Ina Schröter
Lektorat: Dipl. oec. troph. Maryna Zimdars
Layout und Gestaltung:
Heinz Kraxenberger
Herstellung: Helmut Giersberg
Fotos:
FoodPhotography Eising, München
Satz: Easy Pic Library, München
Reproduktion: Repro Schmidt, Dornbirn
Druck: Appl, Wemding
Bindung: Sellier, Freising
ISBN: 3-7742-1055-1

Auflage: 5. 4. 3. 2. 1.
Jahr: 03 02 01 2000 99

Angelika Ilies
Die gebürtige Hamburgerin begann ihren
Start in die Karriere direkt nach dem
Ökotrophologie-Studium – mit einem
Umweg über London, wo sie in einem
renommierten Verlag Redaktionsalltag er-
lebte. Zurück im eigenen Land verstärkte
sie das Kochressort der größten deutschen
Foodzeitschrift. Seit 1989 arbeitet sie
erfolgreich als freie Autorin und Food-
Journalistin.

Susie M. und **Pete Eising** haben Studios
in München und Kennebunkport, Maine
(U.S.A.). Sie studierten an der Fachakade-
mie für Fotodesign in München, wo sie
1991 ihr eigenes Studio für Food Fotogra-
fie gründeten.

Für dieses Buch:
Fotografische Gestaltung:
Martina Görlach
Foodstyling:
Monika Schuster

Ein Dankeschön für die Unterstützung bei
der Fotoproduktion:
ASA (Höhr-Grenzhausen),
Boss elitaire (Balingen),
LSA (London),
WMF (Geislingen/Steige)

3-7742-1055-1

Angelika Ilies
Vitamin
Natürlich abnehmen
Diät
mit Obst und Gemüse

Rezepte für mehr Wohlbefinden
und eine schlanke Taille.
Fit bleiben und dabei genießen.

3-7742-1064-0

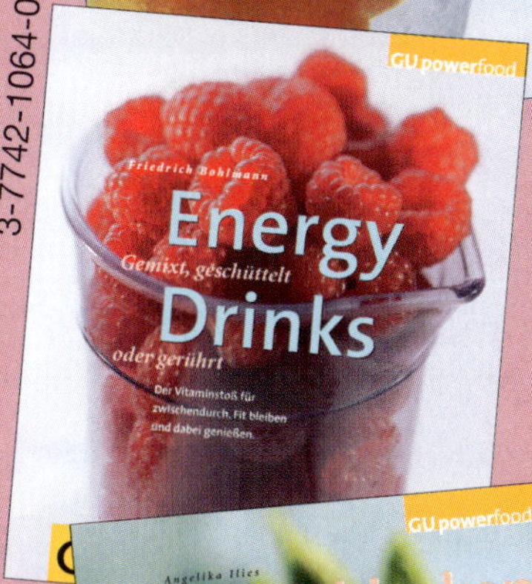

GU powerfood

Friedrich Bohlmann
Energy
Gemixt, geschüttelt
Drinks
oder gerührt

Der Vitaminstoß für
zwischendurch. Fit bleiben
und dabei genießen.

3-7742-1071-3

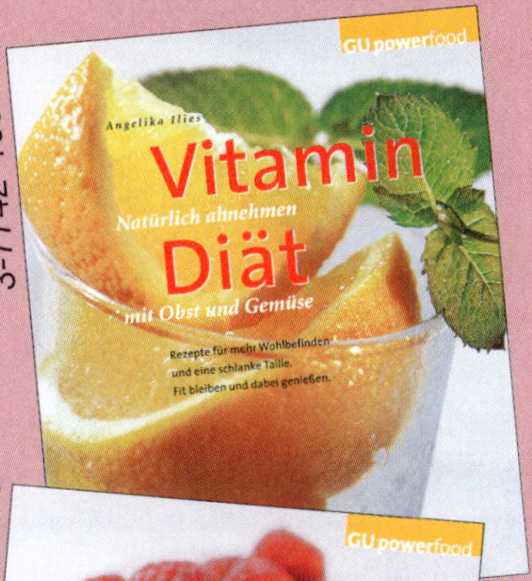

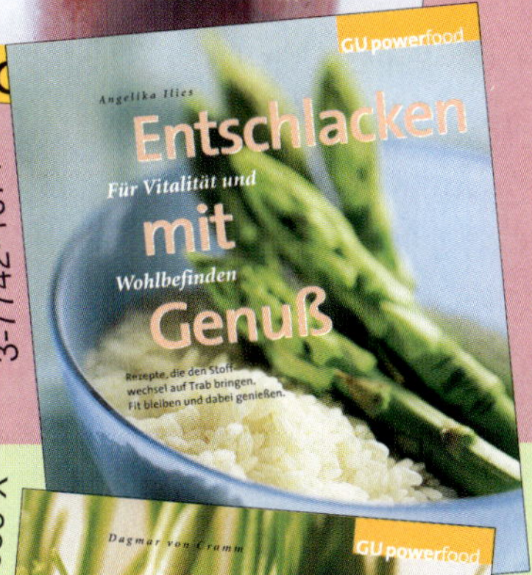

GU powerfood

Angelika Ilies
Entschlacken
Für Vitalität und
mit
Wohlbefinden
Genuß

Rezepte, die den Stoff-
wechsel auf Trab bringen.
Fit bleiben und dabei genießen.

3-7742-1056-X

GU powerfood

Dagmar von Cramm
Säure
Topfit und gesund
Basen
mit Leichtigkeit
Balance

Rezepte, die Sie ins Gleich-
gewicht bringen.
Fit bleiben und dabei genießen.

G U

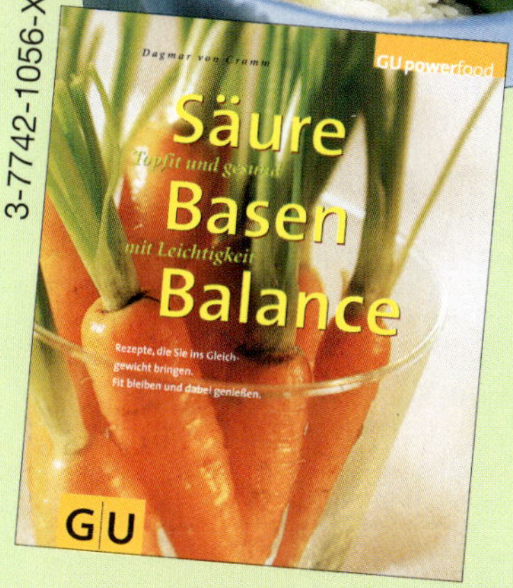

Auf die

Die starken jungen Kochbücher

für mehr Vitalität und Wohlbefinden

Dauer

Fit, schlank und schön

mit schnellen Schlemmergerichten

hilft nur

Leichter Einstieg mit vielen Infos, über-

sichtlichen Tabellen und praktischen Tips

Power

Mit Power-Woche für schnellen Erfolg

Mehr draus machen

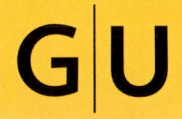

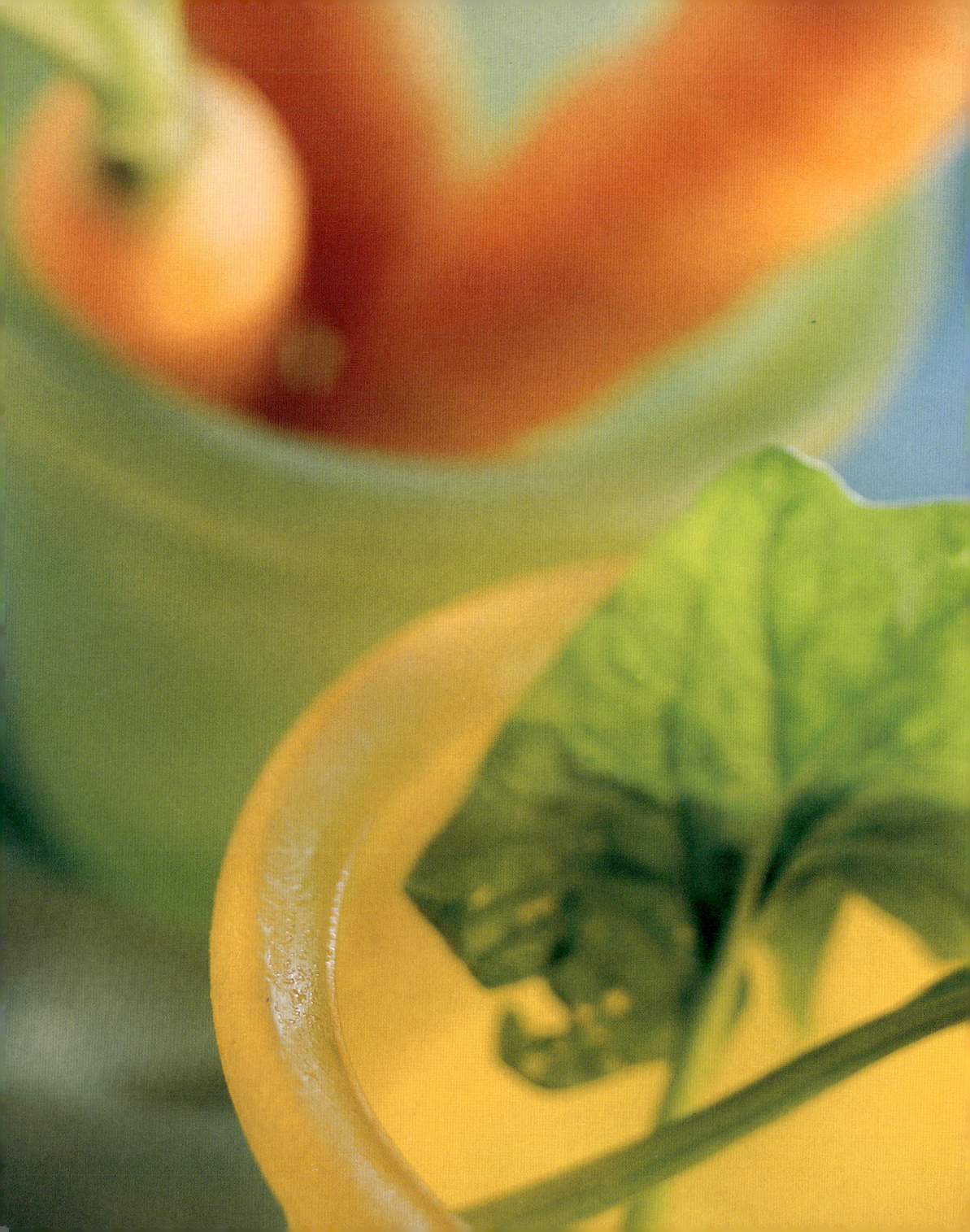